景岳全书系列之一

传忠录

明·张景岳 著

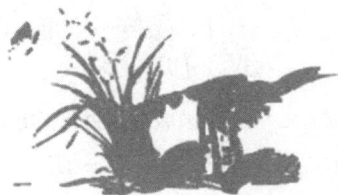

中国健康传媒集团
中国医药科技出版社

内 容 提 要

本书为《景岳全书》卷一至卷三，共收医论 30 余篇。论述辨证、诊法及治则等内容，对辨证论治、理法方药等中医理论作了系统论述。阐述了"阳非有余，阴常不足"的观点，治病注重温补，对刘完素、朱震亨重用寒凉攻伐的治法，提出了不同的学术见解。适合中医理论研究者、中医从业者及中医爱好者参考学习。

图书在版编目（CIP）数据

传忠录／（明）张景岳著 . —北京：中国医药科技出版社，2017.9

（景岳全书系列）

ISBN 978 - 7 - 5067 - 9498 - 5

Ⅰ . ①传… Ⅱ . ①张… Ⅲ . ①医论—汇编—中国—明代 Ⅳ . ①R2 - 53

中国版本图书馆 CIP 数据核字（2017）第 195645 号

美术编辑 陈君杞
版式设计 南博文化

出版　**中国健康传媒集团**｜中国医药科技出版社
地址　北京市海淀区文慧园北路甲 22 号
邮编　100082
电话　发行：010 - 62227427　邮购：010 - 62236938
网址　www.cmstp.com
规格　880 × 1230mm $^1/_{32}$
印张　3 $^3/_8$
字数　66 千字
版次　2017 年 9 月第 1 版
印次　2023 年 4 月第 2 次印刷
印刷　三河市百盛印装有限公司
经销　全国各地新华书店
书号　ISBN 978 - 7 - 5067 - 9498 - 5
定价　**10.00 元**

景岳全书系列
编 委 会

总 主 编 吴少祯

副总主编 王应泉　许　军　刘建青
　　　　　范志霞

编　　委（按姓氏笔画排序）
　　　　　于　雷　李禾薇　李超霞
　　　　　张芳芳　金芬芳　贾清华
　　　　　党志政　徐慧慧　郭新宇
　　　　　谢静文

出版者的话

《景岳全书》为明代著名医家张景岳所著，成书于 1640 年，共 64 卷。本次整理为了便于读者检阅，特将全书分为 9 个分册，原卷一至卷六合为《传忠录》，论阴阳六气；卷四至卷六合为《脉神章》，论诸家脉法精要；卷七与卷八合为《伤寒典》，论四时外感证治；卷九至卷三十七合为《杂证谟》，详论杂证；卷三十八至三十九合为《妇人规》，论女子经带孕胎产之病；卷四十至四十五合为《小儿则》，论述小儿常见病及痘疹之病的证治；卷四十六至四十七合为《外科钤》，论述外科病的治则、治法与方药；卷四十八至四十九《本草正》，载常用药 300 种，详述其性味、功效、禁忌等；卷五十至卷六十四合为《八阵方》，依次为新方八阵、古方八阵、妇人方、小儿方、痘疹方及外科方。

张景岳（1563～1640），字会卿，名介宾，别号通一子，明代著名医家。因其善用熟地，又被称为"张熟地"，其为古代中医温补学派的代表人物，被称为"医中杰士""仲景之后，千古一人"。著有《类经》《类经附翼》《景岳全书》《质疑录》等书。

本次整理，以岳峙楼本为底本，以四库本为校本。若底本与校本有文字互异处，则择善而从。具体原则如下。

1. 全书加用标点符号，采用简体横排。底本中繁体字、异体字径改为简化字，古字以今字律齐，方位词右、左改为上、下。

2. 凡底本、校本中明显的错字、讹字、避讳字，或笔画略有舛误，经核实无误后予以径改，不再出注。

3. 凡底本、校本不一致的情况，据文义酌情理校。

4. 书中中医专用名词规范为目前通用名称。如"龟板"改为"龟甲"，"杏人"改为"杏仁"，"栝楼"改为"瓜蒌"等。

5. 凡入药成分涉及国家禁猎和保护动物的（如犀角、虎骨等），为保持古籍原貌，原则上不改。但在临床运用时，应使用相关的代用品。

恐书中难免有疏漏之处，敬祈同仁惠予教正，是为至盼。

中国医药科技出版社
2017 年 7 月

序 一

　　人情莫不欲寿，恒讳疾而忌医，孰知延寿之方，非药石不为功；得病之由，多半服食不审，致庸医之误人，曰药之不如其勿药，是由因噎废食也。原夫天地生物，以好生为心，草木、金石、飞潜、溲渤之类，皆可已病，听其人之自取。古之圣人，又以天地之心为己心，著为《素问》《难经》，定为君臣佐使方旨，待其人善用之。用之善，出为良医，药石方旨，惟吾所使，寿夭荣谢之数，自我操之，如执左券，皆稽古之力也。庸医反是，执古方，泥古法，罔然不知病所自起，为表、为里，为虚、为实，一旦杀人，不知自反，反归咎于食忌，洗其耻于方册，此不善学者之过也。故曰：肱三折而成良医，言有所试也。不三世不服其药，言有所受之也。假试之知而不行，受之传而不习，己先病矣，己之不暇，何暇于已人之病？是无怪乎忌医者之纷纷也。

　　越人张景岳，豪杰士也。先世以军功起家，食禄千户，世袭指挥使。结发读书，不呫呫章句。初学万人敌，得鱼腹八阵不传之秘，仗策游侠，往来燕冀间，慨然有封狼胥、勒燕然之想，榆林、碣石、凤城、鸭江，足迹几遍。投笔

1

弃繻，绝塞失其天险；谈兵说剑，壮士逊其颜色。所遇数奇，未尝浼首求合也。由是落落难偶，浩歌归里，肆力于轩岐之学，以养其亲。遇有危证，世医拱手，得其一匕，矍然起矣。常出其平生之技，著为医学全书，凡六十有四卷。语其徒曰：医之用药，犹用兵也。治病如治寇攘，知寇所在，精兵攻之，兵不血刃矣。故所著书，仿佛八阵遗意。古方，经也；新方，权也。经权互用，天下无难事矣。书既成，限于赀，未及流传而殁，遗草属诸外孙林君曰蔚。蔚载与南游，初见赏于方伯鲁公，捐赀付梓。板成北去，得其书者，视为肘后之珍，世罕见之。余生平颇好稽古，犹专意于养生家言，是书诚养生之秘笈也。惜其流传不广，出俸翻刻，公诸宇内。善读其书者，庶免庸医误人之咎，讳疾忌医者，毋因噎而废食也可。

时康熙五十年岁次辛卯孟春两广运使
瀛海贾棠题于羊城官舍之退思堂

序 二

　　我皇上御极五十年，惠政频施，仁风洋溢，民尽雍熙，物无夭札，故无借于《灵枢》《素问》之书，而后臻斯于寿域也。虽然，先文正公有言：不为良相，当为良医。乃知有圣君不可无良相，而良医之权又于良相等，医之一道，又岂可忽乎哉！自轩辕、岐伯而下，代有奇人，惟长沙张仲景为最著。厥后，或刘、或李、或朱，并能以良医名，然其得力处，不能不各循一己之见，犹儒者尊陆、尊朱，异同之论，纷纷莫一。

　　越人张景岳，盖医而良者也。天分既高，师古复细，是能融会百家，而贯通乎诸子者。名其书曰"全"，其自负亦可知矣。他不具论，观其逆数一篇，逆者得阳，顺者得阴，降以升为主，此开阴阳之秘，盖医而仙者也。世有以仙为医，而尚不得谓之良哉？而或者曰：医，生道也；兵，杀机也。医以阵名，毋乃不伦乎？不知元气盛而外邪不能攻，亦犹壁垒固而侵劫不能犯也。况兵之虚实成败，其机在于俄顷；而医之寒热攻补，其差不容于毫发。孰谓医与兵之不相通哉？若将不得人，是以兵与敌也；医不得人，

1

是以人试药也，此又景岳以"阵"名篇之微意也。

是书为谦庵鲁方伯任粤时所刻，纸贵五都，求者不易。转运使贾君，明于顺逆之道，精于升降之理，济世情殷，重登梨枣。余于庚寅孟冬，奉天子命，带星就道，未获观其告竣。阅两月，贾君以札见示，《景岳全书》重刻已成，命余作序。余虽不敏，然以先文正公良医良相之意广之，安知昔日之张君足为良医，而异日之贾君不为良相，以佐我皇上万寿无疆之历服耶？故为数语以弁卷首。

闽浙制使沈阳范时崇撰

序 三

　　天地之道，不过曰阴与阳，二气之相宣，而万物于以发育。人固一物耳，皆秉是气以生，赋以成形，不能无所疵疠，而况物情之相感，物欲之相攻，此疾疢之所由兴，往往至于夭札而莫之拯。有古圣人者起，为斯民忧，调健顺之所宜，酌刚柔之所济，分疏暑寒燥湿之治理，而著之为经，至今读《灵枢》《素问》诸篇，未尝不叹圣人之卫民生者远也。及览《汉史·方技传》，若仓公、扁鹊之流，多传其治疾之神奇而其方不著。洎仲景、立斋、丹溪、东垣辈出，多探其精微，勒为成书，以嬗后世及诸家踵接，各祖所传，同途异趋，且致抵牾，即有高识之士，览之茫无津涯，欲求其会归，卒未易得也。越人张景岳者，少负经世才，晚专于医，能决诸家之旨要，乃著集六十有四卷，以集斯道之大成。其甥林汝晖携之至岭外，为鲁谦庵方伯所赏识，始为之梓行，凡言医之家，莫不奉为法守。后其板浸失，贾青南都运复刊之，寻挟以北归，其行未广。余族子礼南客粤，以其才鸣于时，而尚义强仁，有古烈士之概。慨是书之不广暨也，毅然倡其同志诸君，醵金以授梓人，

1

锓板摹发。会余奉命典试，事竟，礼南从余游，出其书视余，请为弁首。余读其集分八阵，阵列诸科，科次以方，方征诸治，其义简，其法该，其功用正而神，是为百氏之正轨，而其究盈虚之理数，析顺逆之经权，则又与大《易》相参，而阴阳之道备是矣。学者苟得其体用，随宜而措施，则足以利济群黎，可无夭札之患。且今圣天子方臻仁寿，保合太和，至泽之涵濡，使天下咸登寿域。更得是书而广其术，行之四方，其于天地生物之心，圣人仁民之化，赞襄补益，厥用良多，而礼南诸君乐善之功，亦将与是集共传不朽。

癸巳科广东典试正主考翰林院编修查嗣瑮撰

2

全书纪略

先外祖张景岳公，名介宾，字会卿。先世居四川绵竹县，明初以军功世授绍兴卫指挥，卜室郡城会稽之东。生颖异，读书不屑章句，韬钤轩岐之学，尤所淹贯。壮岁游燕冀间，从戎幕府，出榆关，履碣石，经凤城，渡鸭绿，居数年无所就，亲益老，家益贫，翻然而归。功名壮志，消磨殆尽，尽弃所学而肆力于轩岐，探隐研神，医日进，名日彰，时人比之仲景、东垣云。苦志编辑《内经》，穷年缕析，汇成《类经》若干卷问世，世奉为金匮玉函者久矣。《全书》者，博采前人之精义，考验心得之玄微，以自成一家之书。首传忠录，统论阴阳六气、先贤可否，凡三卷；次脉神章，择诸家珍要精髓，以测病情，凡三卷；著伤寒为典，杂证为谟，妇人为规，小儿为则，痘疹为诠，外科为钤，凡四十一卷；采药味三百种，人参、附子、熟地、大黄为药中四维，更推参、地为良相，黄、附为良将，凡二卷；创药方，分八阵，曰补，曰和，曰寒，曰热，曰固，曰因，曰攻，曰散，名新方八阵，凡二卷；集古方，分八阵，名古方八阵，凡八卷；别辑妇人、小儿、痘疹、外科方，总皆出入古方八阵以神其用，凡四卷，共六十四卷，名《景

1

岳全书》。是书也，继往开来，功岂小补哉！以兵法部署方略者，古人用药如用兵也。或云：公生平善韬钤，不得遂其幼学壮行之志，而寓意于医，以发泄其五花八门之奇。余曰：此盖有天焉，特老其才，救世而接医统之精传，造物之意，夫岂其微欤？是编成于晚年，力不能梓，授先君，先君复授日蔚。余何人斯，而能继先人之遗志哉？岁庚辰，携走粤东，告方伯鲁公。公曰：此济世慈航也！天下之宝，当与天下共之。捐俸付剞劂，阅数月工竣。不肖得慰藉先人，以慰先外祖于九原，先外祖可不朽矣。

外孙林日蔚跋

2

目 录

明　理 一

万事不能外乎理，而医之于理为尤切。散之则理为万象，会之则理归一心。夫医者，一心也；病者，万象也。举万病之多，则医道诚难，然而万病之病，不过各得一病耳。譬之北极者，医之一心也；万星者，病之万象也。欲以北极而对万星，则不胜其对；以北极而对一星，则自有一线之直，彼此相照，何得有差？故医之临证，必期以我之一心，洞病者之一本。以我之一，对彼之一，既得一真，万疑俱释，岂不甚易？一也者，理而已矣。苟吾心之理明，则阴者自阴，阳者自阳，焉能相混？阴阳既明，则表与里对，虚与实对，寒与热对，明此六变，明此阴阳，则天下之病固不能出此八者。是编也，列门为八，列方亦为八，盖古有兵法之八门，余有医家之八阵，一而八之，所以神变化；八而一之，所以溯渊源。故余于此录，首言明理，以统阴阳诸论，详中求备，用帅八门。夫兵系兴亡，医司性命，执中心学，孰先乎此？是即曰传中可也，曰传心亦可也。然传中传心，总无非为斯世斯人之谋耳，故复命为《传忠录》。

阴阳篇 二

凡诊病施治，必须先审阴阳，乃为医道之纲领。阴阳无谬，治焉有差？医道虽繁，而可以一言蔽之者，曰阴阳而已。故证有阴阳，脉有阴阳，药有阴阳。以证而言，则表为阳，里为阴；热为阳，寒为阴；上为阳，下为阴；气为阳，血为阴；动为阳，静为阴；多言者为阳，无声者为阴；喜明者为阳，欲暗者为阴；阳微者不能呼，阴微者不能吸；阳病者不能俯，阴病者不能仰。以脉而言，则浮大滑数之类皆阳也，沉微细涩之类皆阴也。以药而言，则升散者为阳，敛降者为阴；辛热者为阳，苦寒者为阴；行气分者为阳，行血分者为阴；性动而走者为阳，性静而守者为阴。此皆医中之大法。至于阴中复有阳，阳中复有静，疑似之间，辨须的确。此而不识，极易差讹，是又最为紧要，然总不离于前之数者。但两气相兼，则此少彼多，其中便有变化，一皆以理测之，自有显然可见者。若阳有余而更施阳治，则阳愈炽而阴愈消；阳不足而更用阴方，则阴愈盛而阳斯灭矣。设能明彻阴阳，则医理虽玄，思过半矣。

道产阴阳，原同一气，火为水之主，水即火之源，水火原不相离也。何以见之？如水为阴，火为阳，象分冰炭。何谓同原？盖火性本热，使火中无水，其热必极，热极则亡阴，而万物焦枯矣；水性本寒，使水中无火，其寒必极，寒极则亡阳，而万物寂灭矣。此水火之气，果可呼吸相离乎？其在人身，是即元阴元阳，所谓先天之元气也。欲得先天，当思根柢。命门为受生之窍，为水火之家，此即先天之北阙也。舍此他求，如涉海问津矣，学者宜识之。

凡人之阴阳，但知以气血、脏腑、寒热为言，此特后天有形之阴阳耳。至若先天无形之阴阳，则阳曰元阳，阴曰元阴。元阳者，即无形之火，以生以化，神机是也，性命系之，故亦曰元气；元阴者，即无形之水，以长以立，天癸是也，强弱系之，故亦曰元精。元精元气者，即化生精气之元神也。生气通天，惟赖乎此。经曰：得神者昌，失神者亡。即此之谓。今之人，多以后天劳欲戕及先天；今之医，只知有形邪气，不知无形元气。夫有形者，迹也，盛衰昭著，体认无难；无形者，神也，变幻倏忽，挽回非易。故经曰：粗守形，上守神。嗟乎！又安得有通神明而见无形者，与之共谈斯道哉。

天地阴阳之道，本贵和平，则气令调而万物生，此造化生成之理也。然阳为生之本，阴实死之基，故道家曰：分阴未尽则不仙，分阳未尽则不死。华元化曰：得其阳者生，得其阴者死。故凡欲保生重命者，尤当爱惜阳气，此即以生以化之元神，不可忽也。曩自刘河间出，以暑火立论，专用寒凉，伐此阳气，其害已甚，赖东垣先生论脾胃之火必须温养，然尚未能尽斥一偏之谬，而丹溪复出，又立阴虚火动之论，制补阴、大补等丸，俱以黄柏、知母为君，寒凉之弊又复盛行。夫先受其害者，既去而不返；后习而用者，犹迷而不悟。嗟乎！法高一尺，魔高一丈，若二子者，谓非轩岐之魔乎？余深悼之，故直削于此，实冀夫尽洗积陋，以苏生民之厄，诚不得不然也。观者其谅之察之，勿以诽谤先辈为责也，幸甚！

阴阳虚实。经曰：阳虚则外寒，阴虚则内热；阳盛则外热，阴盛则内寒。

经曰：阳气有余，为身热无汗。此言表邪之实也。又曰：阴气有余，为多汗身寒。此言阳气之虚也。仲景曰：发热恶寒发于阳，无热恶寒发于阴。又曰：极寒反汗出，身必冷如冰。此与经旨义相上下。

经曰：阴胜则阳病，阳胜则阴病；阳胜则热，阴胜则寒。

阴根于阳，阳根于阴。凡病有不可正治者，当从阳以引阴，从阴以引阳，各求其属而衰之。如求汗于血，生气于精，从阳引阴也；又如引火归源，纳气归肾，从阴引阳也。此即水中取火，火中取水之义。

阴之病也，来亦缓而去亦缓；阳之病也，来亦速而去亦速。阳生于热，热则舒缓；阴生于寒，寒则拳急。寒邪中于下，热邪中于上，饮食之邪中于中。

考之《中藏经》曰：阳病则旦静，阴病则夜宁；阳虚则暮乱，阴虚则朝争。盖阳虚喜阳助，所以朝轻而暮重；阴虚喜阴助，所以朝重而暮轻，此言阴阳之虚也。若实邪之候，则与此相反。凡阳邪盛者，必朝重暮轻；阴邪盛者，必朝轻暮重。此阳逢阳旺，阴得阴强也。其有或昼或夜，时作时止，不时而动者，以正气不能主持，则阴阳胜负，交相错乱，当以培养正气为主，则阴阳将自和矣。但或水或火，宜因虚实以求之。

六变辨 三

六变者，表里寒热虚实也。是即医中之关键，明此六者，万病皆指诸掌矣。以表里言之，则风寒暑湿火燥感于外者是也；以里言之，则七情、劳欲、饮食伤于内者是也。寒者阴之类也，或为内寒，或为外寒，寒者多虚；热者阳之类也，或为内热，或为外热，热者多实。虚，正气不足也，内出之病多不足；实，邪气有余也，外入之病多有余。六者之详，条列如下。

表证篇 四

表证者，邪气之自外而入者也。凡风寒暑湿火燥，气有不正，皆是也。经曰：清风大来，燥之胜也，风木受邪，肝病生焉；热气大来，火之胜也，金燥受邪，肺病生焉；寒气大来，水之胜也，火热受邪，心病生焉；湿气大来，土之胜也，寒水受邪，肾病生焉；风气大来，木之胜也，土湿受邪，脾病生焉。又曰：冬伤于寒，春必病温。春伤于风，夏生飧泄。夏伤于暑，秋必痎疟。秋伤于湿，冬生咳嗽。又曰：风从其冲后来者为虚风，伤人者也，主杀主害者。凡此之类，皆言外来之邪。但邪有阴阳之辨，而所伤亦自不同。盖邪虽有六，化止阴阳。阳邪化热，热则伤气。阴邪化寒，寒则伤形。伤气者，气通于鼻，鼻通于脏，故凡外受暑热而病有发于中者，以热邪伤气也；伤形者，浅则皮毛，深则经络，故凡外受风寒而病为身热体痛者，以寒邪伤形也。经曰：寒则腠理闭，气不行，故气收矣；炅则腠理开，营卫通，汗大泄，故气泄矣。此六气阴阳之辨也。然而六邪之感于外者，又惟风寒为最，盖风为百病之长，寒为杀厉之气。人身内有脏腑，外有经络，凡邪气之客于形也，必先舍于皮毛；留而不去，乃入于孙络；留而不去，乃入于络脉；留而不去，乃入于经脉，然后内连五脏，散于肠胃，阴阳俱感，五脏乃伤，此邪气自外而内之次也。然邪气在表，必有表证，既见表证，则不可攻里，若误攻之，非惟无涉，且恐里虚则邪气乘虚愈陷也。表证既明，则里证可因而解矣。故表证之辨，不可不为之先察。

人身脏腑在内，经络在外，故脏腑为里，经络为表。在表者，手足各有六经，是为十二经脉。以十二经脉分阴阳，则六阳属腑为表，六阴属脏为里；以十二经脉分手足，则足经之脉长而且远，自上及下，遍络四体，故可按之以察周身之病，手经之脉短而且近，皆出入于足经之间，故凡诊伤寒外感者，则但言足经不言手经也。然而足之六经，又以三阳为表，三阴为里。而三阳之经，则又以太阳为阳中之表，以其脉行于背，背为阳也；阳明为阳中之里，以其脉行于腹，腹为阴也；少阳为半表半里，以其脉行于侧，三阳传遍而渐入三阴也。故凡欲察表证者，则但当分前后左右，而以足三阳经为主。然三阳之中，则又惟太阳一经，包覆肩背，外为周身之纲维，内连五脏六腑之肓腧，此诸阳之主气，犹四通八达之衢也。故凡风寒之伤人，必多自太阳经始。

足三阴之经皆自足上腹，虽亦在肌表之间，然三阴主里，而凡风寒自表而入者，未有不由阳经而入阴分也。若不由阳经径入三阴者，即为直中阴经，必连脏矣。故阴经无可据之表证。

寒邪在表者，必身热无汗，以邪闭皮毛也。

寒邪客于经络，必身体疼痛，或拘急而酸者，以邪气乱营气，血脉不利也。

寒邪在表而头痛者，有四经焉。足太阳脉挟于头顶，足阳明脉上至头维，足少阳脉上行两角，足厥阴脉上会于颠，皆能为头痛也。故惟太阴、少阴皆无头痛之证。

寒邪在表多恶寒者，盖伤于此者必恶此，所谓伤食恶食，伤寒恶寒也。

邪气在表，脉必紧数者，营气为邪所乱也。

太阳经脉起目内眦，上顶颠，下项，挟脊行腰腘，故邪在太阳者，必恶寒发热而兼头项痛，腰脊强，或膝腨酸疼也。

阳明经脉起目下，循面鼻，行胸腹，故邪在阳明者，必发热微恶寒，而兼目痛鼻干不眠也。

少阳为半表半里之经，其脉绕耳前后，由肩井下胁肋，故邪在少阳者，必发热而兼耳聋胁痛，口苦而呕，或往来寒热也。

以上皆三阳之表证，但见表证，则不可攻里。或发表，或微解，或温散，或凉散，或温中托里而为不散之散，或补阴助阴而为云蒸雨化之散。呜呼！意有在而言难尽也，惟慧者之心悟之。

表证之脉。仲景曰：寸口脉浮而紧，浮则为风，紧则为寒，风则伤卫，寒则伤营，营卫俱病，骨节烦疼，当发其汗也。《脉经》注曰：风为阳，寒为阴；卫为阳，营为阴；风则伤阳，寒则伤阴，各从其类而伤也。故卫得风则热，营得寒则痛，营卫俱病，故致骨节烦疼，当发汗解表而愈。

浮脉本为属表，此固然也。然有寒邪初感之甚者，拘束卫气，脉不能达，则必沉而兼紧，此但当以发热身痛等表证参合而察之，自可辨也。又若血虚动血者，脉必浮大；阴虚水亏者，脉必浮大；内火炽盛者，脉必浮大；关阴格阳者，脉必浮大。若此者，俱不可一概以浮为表论，必当以形气病气、有无外证参酌之。若本非表证，而误认为表，则杀人于反掌之间矣。

外感寒邪，脉大者必病进，以邪气日盛也。然必大而兼紧，方为病进；若先小而后大，及渐大渐缓者，此以阴转阳，为胃气渐至、将解之兆也。

寒邪未解，脉息紧而无力者，无愈期也。何也？盖紧者，邪气也；力者，元气也，紧而无力，则邪气有余而元气不足也。元气不足，何以逐邪？临此证者，必能使元阳渐充，则脉渐有力，自小而大，自虚而实，渐至洪滑，则阳气渐达，表将解矣。若日见无力而紧数日进，则危亡之兆也。

病必自表而入者，方得谓之表证；若由内以及外，便非表证矣。经曰：从内之外者调其内，从外之内者治其外。从内之外而盛于外者，先治其内而后治其外；从外之内而盛于内者，先治其外而后调其内。此内外先后之不可不知也。

伤风、中风，虽皆有风之名，不可均作表证。盖伤风之病，风自外入者也，可散之温之而已，此表证也；中风之病，虽形证似风，实由内伤所致，本无外邪，故不可以表证论治，法具本条。

发热之类，本为火证，但当分辨表里。凡邪气在表发热者，表热而里无热也，此因寒邪，治宜解散；邪气在里发热者，必里热先甚而后及于表也，此是火证，治宜清凉。凡此内外，皆可以邪热论也。若阴虚水亏而为骨蒸夜热者，此虚热也，又不可以邪热为例，惟壮水滋阴可以治之。

湿燥二气，虽亦外邪之类，但湿有阴阳，燥亦有阴阳。湿从阴者为寒湿，湿从阳者为湿热；燥从阳者因于火，燥从阴者发于寒。热则伤阴，必连于脏；寒则伤阳，必连于经。此所以湿燥皆有表里，必须辨明而治之。

湿证之辨，当辨表里。经曰：因于湿，首如裹。又曰：伤于湿者，下先受之。若道路冲风冒雨，或动作辛苦之人，汗湿沾衣，此皆湿从外入者也；若嗜好酒浆生冷，以致泄泻、黄疸、肿胀之类，此湿从内出者也。在上在外者，宜微从汗解；在下在里者，宜分利之。湿热者宜清宜利，寒湿者宜补脾温肾。

燥证之辨，亦有表里。经曰：清气大来，燥之胜也，风木受邪，肝病生焉。此中风之属也。盖燥胜则阴虚，阴虚则血少，所以或为牵引，或为拘急，或为皮腠风消，或为脏腑干结，此燥从阳化，营气不足，而伤乎内者也，治当以养营补阴为主。若秋令太过，金气胜而风从之，则肺先受病，此伤风之属也。盖风寒外束，气应皮毛，故或为身热无汗，或为咳嗽喘满，或鼻塞声哑，或咽喉干燥，此燥以阴生，卫气受邪，而伤乎表者也，治当以轻扬温散之剂，暖肺去寒为主。

里证篇 五

里证者，病之在内在脏也。凡病自内生，则或因七情，或因劳倦，或因饮食所伤，或为酒色所困，皆为里证。以此言之，似属易见，第于内伤外感之间，疑似之际，若有不明，未免以表作里，以里作表，乃致大害，故当详辨也。

身虽微热，而濈濈汗出不止，及无身体酸疼拘急，而脉不紧数者，此热非在表也。

证似外感，不恶寒，反恶热，而绝无表证者，此热盛于内也。

凡病表证，而小便清利者，知邪未入里也。

表证已具，而饮食如故，胸腹无碍者，病不及里也；若见呕恶口苦，或心胸满闷不食，乃表邪传至胸中，渐入于里也；若烦躁不眠，干渴谵语，腹痛自利等证，皆邪入于里也；若腹胀喘满，大便结硬，潮热斑黄，脉滑而实者，此正阳明胃腑里实之证，可下之也。

七情内伤，过于喜者，伤心而气散，心气散者，收之养之；过于怒者，伤肝而气逆，肝气逆者，平之抑之；过于思者，伤脾而气结，脾气结者，温之豁之；过于忧者，伤肺而气沉，肺气沉者，舒之举之；过于恐者，伤肾而气怯，肾气怯者，安之壮之。

饮食内伤，气滞而积者，脾之实也，宜消之逐之；不能运化者，脾之虚也，宜暖之助之。

酒湿伤阴，热而烦满者，湿热为病也，清之泄之；酒湿伤阳，腹痛泻利呕恶者，寒湿之病也，温之补之。

劳倦伤脾者，脾主四肢也，须补其中气。

色欲伤肾而阳虚无火者，兼培其气血；阴虚有火者，纯补其真阴。

痰饮为患者，必有所本，求所从来，方为至治。若但治标，非良法也。详具本条。

五脏受伤，本不易辨，但有诸中必形诸外，故肝病则目不能视而色青，心病则舌不能言而色赤，脾病则口不知味而色黄，肺病则鼻不闻香臭而色白，肾病则耳不能听而色黑。

虚实篇 六

虚实者，有余不足也。有表里之虚实，有气血之虚实，有脏腑之虚实，有阴阳之虚实。凡外入之病多有余，内出之病多不足。实言邪气实则当泻，虚言正气虚则当补。凡欲察虚实者，为欲知根本之何如，攻补之宜否耳。夫疾病之实，固为可虑，而元气之虚，应尤甚焉。故凡诊病者，必当先察元气为主，而后求疾病。若实而误补，随可解救；虚而误攻，不可生矣。然总之虚实之要，莫逃乎脉。如脉之真有力真有神者，方是真实证；脉之似有力似有神者，便是假实证。矧脉之无力无神，以至全无力全无神者哉？临证者万毋忽此。

表实者，或为发热，或为身痛，或为恶热掀衣，或为恶寒鼓栗。寒束于表者无汗，火盛于表者有疡。走注而红痛者，知营卫之有热；拘急而酸疼者，知经络之有寒。

里实者，或为胀为痛，或为痞为坚，或为闭为结，或为喘为满，或懊恼、不宁，或躁烦不眠，或气血积聚、结滞腹中不散，或寒邪热毒深留脏腑之间。

阳实者，为多热恶热；阴实者，为痛结而寒；气实者，气必喘粗而声色壮厉；血实者，血必凝聚而且痛且坚。

心实者，多火而多笑；肝实者，两胁少腹多有疼痛，且复多怒；脾实者，为胀满气闭，或为身重；肺实者，多上焦气逆，或为咳喘；肾实者，多下焦壅闭，或痛或胀，或热见于二便。

表虚者，或为汗多，或为肉战，或为怯寒，或为目暗羞明，或为耳聋眩晕，或肢体多见麻木，或举动不胜劳烦，或为毛槁而肌肉削，或为颜色憔悴而神气索然。

里虚者，为心怯心跳，为惊惶，为神魂之不宁，为津液之不足，或为饥不能食，或为渴不喜冷，或畏张目而视，或闻人声而惊。上虚则饮食不能运化，或多呕恶而气虚中满；下虚则二阴不能流利，或便溺失禁，肛门脱出，而泄泻遗精，在妇人则为血枯经闭，及堕胎崩淋带浊等证。

阳虚者，火虚也，为神气不足，为眼黑头眩，或多寒而畏寒；阴虚者，水亏也，为亡血失血，为戴阳，为骨蒸劳热；气虚者，声音微而气短似喘；血虚者，肌肤干涩而筋脉拘挛。

心虚者，阳虚而多悲；肝虚者，目䀮䀮无所见，或阴缩筋挛而善恐；脾虚者，为四肢不用，或饮食不化，腹多痞满而善忧；肺虚者，少气息微而皮毛燥涩；肾虚者，或为二阴不通，或为两便失禁，或多遗泄，或腰脊不可俯仰而骨酸痿厥。

诸痛之可按者为虚，拒按者为实。

胀满之虚实。仲景曰：腹满不减，减不足言，当下之。腹满时减，复如故，此为寒，当与温药。夫减不足言者，以中满之甚，无时或减，此实胀也，故当下之；腹满时减者，以腹中本无实邪，所以有时或减，既减而腹满如故者，以脾气虚寒而然，所以当与温药，温即兼言补也。

《内经》诸篇皆惓惓以神气为言，夫神气者，元气也。元气完固，则精神昌盛，无待言也；若元气微虚，则神气微去；元气大虚，则神气全去，神去则机息矣，可不畏哉？脉要精微论曰：夫精明者，所以视万物，别黑白，审长短。以长为短，以白为黑，如是则精衰矣；言而微，终日乃复言者，此气夺也；衣被不敛，言语善恶不避亲疏，此神明之乱也。仓廪不藏者，是门户不要也；水泉不止，是膀胱不藏也。得守者生，失守者死。夫五脏者，身之强也；头者，精明之府，头倾视深，精神将夺矣；背者，胸中之府，背曲肩垂，府将坏矣；腰者，肾之府，转摇不能，肾将惫矣；膝者，脚之府，屈伸不能，行则偻俯，骨将惫矣；骨者，髓之府，不能久立，行则振掉，骨将惫矣。得强则生，失强则死。此《内经》之言虚证也，当察其意。

虚者宜补，实者泻，此易知也。而不知实中复有虚，虚中复有实，故每以至虚之病，反见盛势，大实之病，反有羸状，此不可不辨也。如病起七情，或饥饱劳倦，或酒色所伤，或先天不足，及其既病，则每多身热便闭，戴阳胀满，虚狂假斑等证，似为有余之病，而其因实由不足，医不察因，从而泻之，必枉死矣。又如外感之邪未除，而留伏于经络，食饮之滞不消，而积聚于脏腑，或郁结逆气有不可散，或顽痰瘀血有所留藏，病久致羸，似乎不足，不知病本未除，还当治本，若误用补，必益其病矣。此所谓无实实，无虚虚，损不足而益有余，如此死者，医杀之耳。

附：华元化虚实大要论曰：病有脏虚脏实，腑虚腑实，上虚上实，下虚下实，状各不同，宜深消息。肠鸣气走，足冷手寒，食不入胃，吐逆无时，皮毛憔悴，肌肉皱皴，耳目昏塞，语声破散，行步喘促，精神不收，此五脏之虚也。诊其脉，举指而滑，按之而微，看在何部，以断其脏也。又，按之沉、小、微、弱、短、涩、软、濡，俱为脏虚也。饮食过多，大小便难，胸膈满闷，肢节疼痛，身体沉重，头目闷眩，唇口肿胀，咽喉闭塞，肠中气急，皮肉不仁，暴生喘乏，偶作寒热，疮痍并起，悲喜时来，或自痿弱，或自高强，气不舒畅，血不流通，此脏之实也。诊其脉，举按俱盛者，实也。又长、浮、数、疾、洪、紧、弦、大，俱曰实也。看在何经，而断其脏也。头疼目赤，皮热骨寒，手足舒缓，血气壅塞，丹瘤更生，咽喉肿痛，轻按之痛，重按之快，食饮如故，曰腑实也。诊其脉，浮而实大者是也。皮肤瘙痒，肌肉膜胀，食饮不化，大便滑而不止，诊其脉，轻手按之得滑，重手按之得平，此乃腑虚也。看在何经，而正其时也。胸膈痞满，头目碎痛，饮食不下，脑项昏重，咽喉不利，涕唾稠黏。诊其脉，左右寸口沉结实大者，上实也；颊赤心忪，举动颤栗，语声嘶嘎，唇焦口干，喘乏无力，面少颜色，颐颌肿满，诊其左右寸脉弱而微者，上虚也。大小便难，饮食如故，腰脚沉重_{当作痿重}，脐腹疼痛，诊其左右尺中脉伏而涩者，下实也；大小便难，饮食进退，腰脚沉重，如坐水中，行步艰难，气上奔冲，梦寐危险，诊其左右尺中脉滑而涩者，下虚也。病人脉微涩短小，俱属下虚也。

本篇虚实证有未尽者，俱详载虚损门，当互察之。

寒热篇 七

寒热者，阴阳之化也。阴不足则阳乘之，其变为热；阳不足则阴乘之，其变为寒。故阴胜则阳病，阴胜为寒也；阳胜则

15

阴病，阳胜为热也。热极则生寒，因热之甚也；寒极则生热，因寒之甚也。阳虚则外寒，寒必伤阳也；阴虚则内热，热必伤阴也。阳盛则外热，阳归阳分也；阴盛则内寒，阴归阴分也。寒则伤形，形言表也；热则伤气，气言里也。故火旺之时，阳有余而热病生；水旺之令，阳不足而寒病起。人事之病由于内，气交之病由于外。寒热之表里当知，寒热之虚实亦不可不辨。

热在表者，为发热头痛，为丹肿斑黄，为揭去衣被，为诸痛疮疡。

热在里者，为瞀闷胀满，为烦渴喘结，或气急叫吼，或躁扰狂越。

热在上者，为头痛目赤，为喉疮牙痛，为诸逆冲上，为喜冷舌黑。

热在下者，为腰足肿痛，为二便秘涩，或热痛遗精，或溲混便赤。

寒在表者，为憎寒，为身冷，为浮肿，为容颜青惨，为四肢寒厥。

寒在里者，为冷咽肠鸣，为恶心呕吐，为心腹疼痛，为恶寒喜热。

寒在上者，为吞酸，为膈噎，为饮食不化，为嗳腐胀哕。

寒在下者，为清浊不分，为鹜溏痛泄，为阳痿，为遗溺，为膝寒足冷。

病人身大热，反欲得近衣者，热在皮肤，寒在骨髓也；身大寒，反不欲近衣者，寒在皮肤，热在骨髓也。此表证之辨。若内热之甚者，亦每多畏寒，此当以脉症参合察之。

真寒之脉，必迟弱无神；真热之脉，必滑实有力。

阳脏之人多热，阴脏之人多寒。阳脏者，必平生喜冷畏热，即朝夕食冷，一无所病，此其阳之有余也；阴脏者，一犯寒凉，则脾肾必伤，此其阳之不足也。第阳强者少，十惟二三；阳弱者多，十常五六。然恃强者多反病，畏弱者多安宁。若或见彼之强而忌我之弱，则与侏儒观场、丑妇效颦者无异矣。

寒热真假篇 八

寒热有真假者，阴证似阳，阳证似阴也。盖阴极反能躁热，乃内寒而外热，即真寒假热也；阳极反能寒厥，乃内热而外寒，即真热假寒也。假热者最忌寒凉，假寒者最忌温热。察此之法，当专以脉之虚实强弱为主。

假热者，水极似火也。凡病伤寒，或患杂证，有其素禀虚寒、偶感邪气而然者，有过于劳倦而致者，有过于酒色而致者，有过于七情而致者，有原非火证，以误服寒凉而致者。凡真热本发热，而假热亦发热。其证则亦为面赤躁烦，亦为大便不通，小便赤涩，或为气促，咽喉肿痛，或为发热，脉见紧数等证。昧者见之，便认为热，妄投寒凉，下咽必毙。不知身虽有热，而里寒格阳，或虚阳不敛者，多有此证。但其内证，则口虽干渴，必不喜冷，即喜冷者，饮亦不多，或大便不实，或先硬后溏，或小水清频，或阴枯黄赤，或气短懒言，或色黯神倦，或起倒如狂，而禁之则止，自与登高骂詈者不同，此虚狂也；或斑如蚊迹而浅红细碎，自与紫赤热极者不同，此假斑也。凡假热之脉，必沉细迟弱，或虽浮大紧数而无力无神，此乃热在皮肤，寒在脏腑，所谓恶热非热，实阴证也。凡见此内颓内困等证，而但知攻邪，则无有不死，急当以四逆、八味、理阴煎、回阳饮之类，倍加附子填补真阳，以引火归源，但使元气渐复，则热必退藏，而病自愈，所谓火就燥者，即此义也。故凡见身热脉数，按之不鼓击者，此皆阴盛格阳，即非热也。仲景治少阴证面赤者，以四逆汤加葱白主之。东垣曰：面赤目赤，烦躁引饮，脉七八至，按之则散者，此无根之火也，以姜附汤加人参主之。《外台秘要》曰：阴盛发躁，名曰阴躁，欲坐井中，宜以热药治之。

假寒者，火极似水也。凡伤寒热甚，失于汗下，以致阳邪亢极，郁伏于内，则邪自阳经传入阴分，故为身热发厥，神气昏沉，或时畏寒，状若阴证。凡真寒本畏寒，而假寒亦畏寒，此热深厥亦深，热极反兼寒化也。大抵此证，必声壮气粗，形强有力，或唇焦舌黑，口渴饮冷，小便赤涩，大便秘结，或因多饮药水，以致下利纯清水，而其中仍有燥粪，及矢气极臭者，察其六脉必皆沉滑有力，此阳证也。凡内实者，宜三承气汤择而用之；潮热者，以大柴胡汤解而下之；内不实者，以白虎汤之类清之。若杂证之假寒者，亦或为畏寒，或为战栗，此以热极于内而寒侵于外，则寒热之气两不相投，因而寒栗，此皆寒在皮肤，热在骨髓，所谓恶寒非寒，明是热证。但察其内证，则或为喜冷，或为便结，或小水之热涩，或口臭而躁烦，察其脉必滑实有力。凡见此证，即当以凉膈芩连之属助其阴而清其火，使内热既除，则外寒自伏，所谓水流湿者，亦此义也。故凡身寒厥冷，其脉滑数，按之鼓击于指下者，此阳极似阴，即非寒也。

假寒误服热药，假热误服寒药等证，但以冷水少试之。假热者必不喜水，即有喜者，或服后见呕，便当以温热药解之；假寒者必多喜水，或服后反快而无所逆者，便当以寒凉药解之。

十问篇 九

一问寒热二问汗，三问头身四问便，

五问饮食六问胸，七聋八渴俱当辨，

九因脉色察阴阳，十从气味章神见。

见定虽然事不难，也须明哲毋招怨。

上十问者，乃诊治之要领，临证之首务也。明此十问，则六变俱存，而万病形情俱在吾目中矣。医之为难，难在不识病本而施误治耳。误则杀人，天道可畏；不误则济人，阴德无穷。学者欲明是道，必须先察此要，以定意见，以为阶梯，然后再采群书，广其知识，又何误焉？有能熟之胸中，运之掌上，非止为人，而为己不浅也，慎之宝之。

一 问寒热

问寒热者，问内外之寒热，欲以辨其在表在里也。人伤于寒则病为热，故凡病身热脉紧，头疼体痛，拘急无汗而且得于暂者，必外感也。盖寒邪在经，所以头痛身疼，邪闭皮毛，所以拘急发热。若素日无疾，而忽见脉证若是者，多因外感。盖寒邪非素所有，而突然若此，此表证也。若无表证而身热不解，多属内伤，然必有内证相应，合而察之，自得其真。

凡身热经旬，或至月余不解，亦有仍属表证者。盖因初感寒邪，身热头痛，医不能辨，误认为火，辄用寒凉，以致邪不能散，或虽经解散而药未及病，以致留蓄在经，其病必外证多而里证少，此非里也，仍当解散。

凡内证发热者，多属阴虚，或因积热，然必有内证相应，而其来也渐。盖阴虚者必伤精，伤精者必连脏。故其在上而连肺者，必为喘急咳嗽；在中而连脾者，或妨饮食，或生懊侬，或为躁烦焦渴；在下而连肾者，或精血遗淋，或二便失节，然必候热往来，时作时止，或气怯声微，是皆阴虚证也。

凡怒气七情伤肝伤脏而为热者，总属真阴不足，所以邪火易炽，亦阴虚也。

凡劳倦伤脾而发热者，以脾阴不足，故易于伤，伤则热生于肌肉之分，亦阴虚也。

凡内伤积热者，在癥痞必有形证，在血气必有明征，或九窍热于上下，或脏腑热于三焦。若果因实热，凡火伤在形体而无涉于真元者，则其形气声色脉候自然壮丽，无有可据而察者，此当以实火治之。

凡寒证尤属显然，或外寒者，阳亏于表，或内寒者，火衰于中，诸如前证。但热者多实，而虚热者最不可误；寒者多虚，而实寒者间亦有之。此寒热之在表在里，不可不辨也。

二　问汗

问汗者，亦以察表里也。凡表邪盛者必无汗，而有汗者，邪随汗去，已无表邪，此理之自然也。故有邪尽而汗者，身凉热退，此邪去也。有邪在经而汗在皮毛者，此非真汗也。有得汗后，邪虽稍减，而未得尽全者，犹有余邪，又不可因汗而必谓其无表邪也，须因脉症而详察之。

凡温暑等证，有因邪而作汗者，有虽汗而邪未去者，皆表证也。总之，表邪未除者，在外则连经，故头身或有疼痛；在内则连脏，故胸膈或生躁烦。在表在里，有证可凭，或紧或数，有脉可辨，须察其真假虚实、孰微孰甚而治之。

凡全非表证，则或有阳虚而汗者，须实其气；阴虚而汗者，须益其精；火盛而汗者，凉之自愈；过饮而汗者，清之可宁。此汗证之有阴阳表里，不可不察也。诸汗详证载伤寒门。

三　问头身

问其头可察上下，问其身可察表里。头痛者，邪居阳分；身痛者，邪在诸经。前后左右，阴阳可辨；有热无热，内外可分，但属表邪，可散之而愈也。

凡火盛于内为头痛者，必有内应之证，或在喉口，或在耳目，别无身热恶寒在表等候者，此热盛于上，病在里也。察在何经，宜清宜降，高者抑之，此之谓也。若用轻扬散剂，则火必上升，而痛愈甚矣。

凡阴虚头痛者，举发无时，是因酒色过度，或遇劳苦，或逢情欲，其发则甚。此为里证，或精或气，非补不可也。

凡头痛属里者，多因于火，此其常也。然亦有阴寒在上，阳虚不能上达而痛甚者。其证则恶寒呕恶，六脉沉微，或兼弦细，诸治不效，余以桂、附、参、熟之类而愈之，是头痛之有阳虚也。

凡云头风者，此世俗之混名，然必有所因，须求其本，辨而治之。

凡眩晕者，或头重者，可因之以辨虚实。凡病中眩晕，多因清阳不升，上虚而然。如丹溪云：无痰不作眩，殊非真确之论，但当兼形气、分久暂以察之。观《内经》曰：上虚则眩，上盛则热痛，其义可知。至于头重，尤属上虚，经曰：上气不足，脑为之不满，头为之苦倾。此之谓也。

凡身痛之甚者，亦当察其表里以分寒热。其若感寒作痛者，或上或下，原无定所，随散而愈，此表邪也。若有定处，而别无表证，乃痛痹之属，邪气虽亦在经，此当以里证视之，但有寒热之异耳。若因火盛者，或肌肤灼热，或红肿不消，或内生烦渴，必有热证相应，治宜以清以寒。若并无热候而疼痛不止，多属阴寒，以致血气凝滞而然。经曰：痛者寒气多也，有寒故痛也，必温其经，使血气流通，其邪自去矣。

凡劳损病剧而忽加身痛之甚者，此阴虚之极，不能滋养筋骨而然，营气惫矣，无能为也。

四　问便

二便为一身之门户，无论内伤外感，皆当察此，以辨其寒热虚实。盖前阴通膀胱之道，而其利与不利、热与不热，可察气化之强弱，凡患伤寒而小水利者，以太阳之气未剧，即吉兆也。后阴开大肠之门，而其通与不通、结与不结，可察阳明之实虚，凡大便热结而腹中坚满者，方属有余，通之可也。若新近得解而不甚干结，或旬日不解而全无胀意者，便非阳明实邪。观仲景曰：大便先硬后溏者不可攻。可见后溏者，虽有先硬，已非实热，矧夫纯溏而连日得后者，又可知也。若非真有坚燥痞满等证，则原非实邪，其不可攻也明矣。

凡小便，人但见其黄，便谓是火，而不知人逢劳倦，小水即黄；焦思多虑，小水亦黄；泻痢不期，小水亦黄；酒色伤阴，小水亦黄。使非有或淋或痛，热证相兼，不可因黄便谓之火，余见逼枯汁而毙人者多矣。经曰：中气不足，溲便为之变，义可知也。若小水清利者，知里邪之未甚，而病亦不在气分，以津液由于气化，气病则小水不利也。小水渐利，则气化可知，最为吉兆。

大便通水谷之海，肠胃之门户也；小便通血气之海，冲任水道之门户也。二便皆主于肾，本为元气之关，必真见实邪，方可议通议下，否则最宜详慎，不可误攻。使非真实而妄逐之，导去元气，则邪之在表者反乘虚而深陷，病因内困者必由泄而愈亏。所以凡病不足，慎勿强通。最喜者小便得气而自化，大便弥固者弥良。营卫既调，自将通达，即大肠秘结旬余，何虑之有？若滑泄不守，乃非虚弱者所宜，当首先为之防也。

五 问饮食

问饮食者，一可察胃口之清浊，二可察脏腑之阴阳。病由外感而食不断者，知其邪未及脏，而恶食不恶食者可知；病因内伤而食饮变常者，辨其味有喜恶，而爱冷爱热者可知。素欲温热者，知阴脏之宜暖；素好寒冷者，知阳脏之可清。或口腹之失节以致误伤，而一时之权变可因以辨。故饮食之性情所当详察，而药饵之宜否可因以推也。

凡诸病得食稍安者，必是虚证；得食更甚者，或虚或实皆有之，当辨而治也。

六 问胸

胸即膻中，上连心肺，下通脏腑。胸腹之病极多，难以尽悉，而临证必当问者，为欲辨其有邪无邪，及宜补宜泻也。夫凡胸腹胀满，则不可用补，而不胀不满，则不可用攻，此大法也。然痞与满不同，当分轻重：重者胀塞中满，此实邪也，不得不攻；轻者但不欲食，不知饥饱，似胀非胀，中空无物，乃痞气耳，非真满也。此或以邪陷胸中者有之，或脾虚不运者有之。病者不知其辨，但见胃气不开，饮食不进，问之亦曰饱闷，而实非真有胀满，此在疑虚疑实之间，若不察其真确，未免补泻倒施，必多致误，则为害不小。

凡今人病虚证者极多，非补不可，但用补之法，不宜造次。欲察其可补不可补之几，则全在先察胸腹之宽否何如，然后以渐而进，如未及病，再为放胆用之，庶无所碍，此用补之大法也。

凡势在危急，难容少缓，亦必先问其胸宽者乃可骤进。若元气真虚而胸腹又胀，是必虚不受补之证，若强进补剂，非惟无益，适足以招谤耳。此胸腹之不可不察也。

七　问聋

耳虽少阳之经，而实为肾脏之官，又为宗脉之所聚，问之非惟可辨虚实，亦且可知死生。凡人之久聋者，此一经之闭，无足为怪，惟是因病而聋者，不可不辨。其在热论篇则曰：伤寒三日，少阳受之，故为耳聋。此以寒邪在经，气闭而然。然以余所验，则未有不因气虚而然者。《素问》曰：精脱者耳聋。仲景曰：耳聋无闻者，阳气虚也。由此观之，则凡病是证，其属气虚者十之九，气闭者十之一耳。

聋有轻重，轻者病轻，重者病重。若随治渐轻，可察其病之渐退也，进则病亦进矣。若病至聋极，甚至绝然无闻者，此诚精脱之证，余经历者数人矣，皆至不治。

八　问渴

问渴与不渴，可以察里证之寒热，而虚实之辨，亦从以见。凡内热之甚，则大渴喜冷，冰水不绝，而腹坚便结，脉实气壮者，此阳证也。

凡口虽渴而喜热不喜冷者，此非火证，中寒可知。既非火证，何以作渴？则水亏故耳。

凡病人问其渴否，则曰口渴，问其欲汤水否，则曰不欲，盖其内无邪火，所以不欲汤，真阴内亏，所以口无津液。此口干也，非口渴也，不可以干作渴治。

凡阳邪虽盛，而真阴又虚者，不可因其火盛喜冷，便云实热。盖其内水不足，欲得外水以济，水涸精亏，真阴枯也，必兼脉症细察之，此而略差，死生立判。余尝治垂危最重伤寒有如此者，每以峻补之剂浸冷而服，或以冰水、参、熟等剂相间迭进，活人多矣。常人见之，咸以为奇，不知理当如是，何奇之有？然必其干渴燥结之甚者，乃可以参、附、凉水并进；若无实结，不可与水。

九　因脉色辨阴阳

脉色者，血气之影也。形正则影正，形斜则影斜。病生于内，则脉色必见于外，故凡察病者，须先明脉色。但脉色之道，非数言可尽，欲得其要，则在乎阴阳虚实四者而已。四者无差，尽其善矣。第脉法之辨，以洪滑者为实为阳，微弱者为虚为阴，无待言也。然仲景曰：若脉浮大者，气实血虚也；陶节庵曰：不论脉之浮沉大小，但指下无力，重按全无，便是阴证。《内经》以脉大四倍以上为关格，皆属真虚，此滑大之未必为阳也。形色之辨，以红黄者为实热，青黑者为阴寒，而仲景云：面赤戴阳者为阴不足。此红赤之未必为实也。总之，求脉之道，当以有力无力辨阴阳，有神无神察虚实。和缓者，乃元气之来；强峻者，乃邪气之至。病值危险之际，但以此察元气之盛衰，邪正之进退，则死生关系，全在乎此。此理极微，谈非容易，姑道其要，以见凡欲诊病者，既得病因，又必须察脉色，辨声音，参合求之，则虚实阴阳方有真据，否则得此失彼，以非为是，医家之病，莫此为甚，不可忽也。诸所未尽，详后卷《脉神章》。

十　从气味章神见

凡制方用药，乃医家开手作用第一要着，而胸中神见，必须发泄于此。使不知气味之用，必其药性未精，不能取效，何神之有？此中最有玄妙，勿谓其浅显易知，而弗加之意也。余少年时，每将用药，必逐件细尝，既得其理，所益无限。

气味有阴阳：阴者降，阳者升；阴者静，阳者动；阴者柔，阳者刚；阴者怯，阳者勇；阴主精，阳主气。其于善恶喜恶，皆有妙用，不可不察。

气味之升降：升者浮而散，降者沉而利；宜升者勿降，宜降者勿升。

气味之动静：静者守而动者走。走者可行，守者可安。

气味之刚柔：柔者纯而缓，刚者躁而急；纯者可和，躁者可劫；非刚不足以去暴，非柔不足以济刚。

气味之勇怯：勇者直达病所，可赖出奇；怯者用以周全，藉其平妥。

气味之主气者，有能为精之母；主精者，有能为气之根。或阴中之阳者，能动血中之气；或阳中之阴者，能顾气中之精。

气味有善恶：善者赋性驯良，尽堪择用；恶者气味残狼，何必近之。

气味有喜恶：有素性之喜恶，有一时之喜恶。喜者相宜，取效尤易；恶者见忌，不必强投。

见定虽然事不难，也须明哲毋招怨。

明哲二字，为见机自保也。夫医患不明，明则治病何难哉？而所患者，在人情耳。人事之变，莫可名状，如我有独见，岂彼所知，使彼果知，当自为矣，何藉于我？而每有病临危剧，尚执浅见，从旁指示曰：某可用，某不可用，重之云太过，轻之言不及，倘一不合意，将必有后言，是当见机之一也；有杂用不专者，朝王暮李，主见不定，即药已相投，而渠不之觉，忽惑人言，舍此慕彼。凡后至者，欲显己长，必谈前短，及其致败，反以嫁谗，是当见机之二也；有病入膏肓，势必难疗，而怜其苦求，勉为举手，当此之际，使非破格出奇，何以济急？倘出奇无功，徒骇人目，事后亦招浮议，是当见机之三也；其或有是非之场，争竞之所，幸灾乐祸，利害所居者，近之恐涉其患，是当见机之四也；有轻医重巫，可无可有，徒有医名，以尽人事。及尚有村鄙之夫，不以彼病为恳，反云为我作兴，吁！诚可哂也。此其相轻孰甚，是当见机之五也；有议论繁杂者，有亲识要功者，有内情不协者，有任性反覆者，皆医中所最忌，是当见机之六也。凡此六者，俱当默识，而惟于缙绅之间，尤当加意，盖恐其不以为功而反以为罪，何从辨哉？此虽曰吾尽吾心，非不好生，然势有不我由者，不得不见机进止，此明哲之自治，所必不可少也。

论治篇 十

　　凡看病施治，贵乎精一。盖天下之病，变态虽多，其本则一；天下之方，活法虽多，对证则一。故凡治病之道，必确知为寒，则竟散其寒；确知为热，则竟清其热，一拔其本，诸证尽除矣。故《内经》曰：治病必求其本。是以凡诊病者，必须先探病本，然后用药。若见有未的，宁为少待，再加详察；既得其要，但用一味二味便可拔之，即或深固，则五六味七八味亦已多矣。然虽用至七八味，亦不过帮助之、导引之，而其意则一也，方为高手。

　　今之医者，凡遇一证，便若观海望洋，茫无定见，则势有不得不为杂乱而用广络原野之术。盖其意谓虚而补之，则恐补之为害，而复制之以消；意谓实而消之，又恐消之为害，而复制之以补。其有最可哂者，则每以不寒不热，兼补兼泻之剂，确然投之，极称稳当，此何以补其偏而救其弊乎？又有以治风治火、治痰治食之剂兼而用之，甚称周备，此何以从其本而从其标乎？若此者，所谓以药治药尚未遑，又安望其及于病耶？即使偶愈，亦不知其补之之力，攻之之功也；使其不愈，亦不知其补之为害，消之为害也；是以白头圭匕，而庸庸没齿者，其咎在于无定见，而用治之不精也。使其病浅，犹无大害；若安危在举动之间，即用药虽善，若无胆量勇敢而药不及病，亦犹杯水车薪，尚恐弗济，矧可以执两端而药有妄投者，其害又将何如？耽误民生，皆此辈也。任医者不可不深察焉。

故凡施治之要，必须精一不杂，斯为至善。与其制补以消，孰若少用纯补以渐而进之为愈也；与其制攻以补，孰若微用纯攻自一而再之为愈也。故用补之法，贵乎先轻后重，务在成功；用攻之法，必须先缓后峻，及病则已。若用治不精，则补不可以治虚，攻不可以去实，鲜有不误人者矣。

余为是言，知必有以为迂阔而讥之者曰：古人用药每多至一二十味，何为精一？岂古人之不尔若耶？是不知相制相使之妙者也？是执一不通而不知东垣之法者也？余曰：夫相制者，制其毒也。譬欲用人奇异之才，而又虑其太过之害，故必预有以防其微，总欲得其中而已。然此特遇不得已之势，间一有之，初未有以显见寻常之法用得其贤，而复又自掣其肘者也。至若相佐相使，则恐其独力难成，而用以助之者，亦非为欲进退牵制而自相矛盾者也。观仲景之方，精简不杂，至多不过数味，圣贤之心，自可概见。若必不得已而用行中之补，补中之行，是亦势所当然，如《伤寒论》之小柴胡汤以人参、柴胡并用，陶氏之黄龙汤以大黄、人参并用，此正精专妙处，非若今医之混用也。能悟此理，方是真见中活泼工夫。至若东垣之方，有十余味及二十余味者，此其用多之道，诚自有意，学者欲效其法，必须总会其一方之味，总计其一方之性。如某者多，某者少，某者为专主，某者为佐使，合其气用，自成一局之性，使能会其一局之意，斯得东垣之心矣。若欲见头治头，见脚治脚，甚有执其三四端而一概混用，以冀夫侥幸者，尚敢曰我学东垣者哉？虽然，东垣之法非不善也，然余则宁师仲景，不敢宗东垣者，正恐未得其清，先得其隘，其失也岂止一方剂也哉！明者宜辨之。

《内经》治法。岐伯曰：高者抑之，下者举之；温者清之，清者温之；散者收之，抑者散之；燥者润之，急者缓之；坚者软之，脆者坚之；衰者补之，强者泻之；佐以所利，和以所宜，各安其气，必清必静，则病气衰去，归其所宗，此治之大体。岐伯曰：寒者热之，热者寒之，微者逆之，甚者从之，坚者削之，客者除之，劳者温之，结者散之，留者攻之，燥者濡之，急者缓之，散者收之，损者益之，溢者行之，惊者平之，上之下之，摩之浴之，薄者劫之，开者发之，适事为故。帝曰：何谓逆从？岐伯曰：逆者正治，从者反治，从少从多，观其事也。帝曰：反治何谓？岐伯曰：热因热用，寒因寒用，塞因塞用，通因通用，必伏其所主，而先其所因，其始则同，其终则异。

岐伯曰：病生于内者，先治其阴，后治其阳，反者益甚；病生于阳者，先治其外，后治其内，反者益甚。

治病用药，本贵精专，尤宜勇敢。凡久远之病，则当要其终始，治从乎缓，此宜然也；若新暴之病，虚实既得其真，即当以峻剂直攻其本，拔之甚易，若逗留畏缩，养成深固之势，则死生系之，谁其罪也？故凡真见里实，则以凉膈、承气；真见里虚，则以理中、十全；表虚则芪、术、建中；表实则麻黄、柴、桂之类。但用一味为君，二三味为佐使，大剂进之，多多益善。夫用多之道何在？在乎必赖其力而料无害者，即放胆用之。性缓者可用数两，性急者亦可数钱。若三五七分之说，亦不过点名具数，儿戏而已，解纷治剧之才，举动固如是乎。

治病之则，当知邪正，当权重轻。凡治实者，譬如耘禾，禾中生稗，禾之贼也，有一去一，有二去二，耘之善者也；若有一去二，伤一禾矣，有二去四，伤二禾矣；若识禾不的，俱认为稗，而计图尽之，则无禾矣。此用攻之法，贵乎察得其真，不可过也。凡治虚者，譬之给饷，一人一升，十人一斗，日饷足矣；若百人一斗，千人一斛，而三军之众，又岂担石之粮所能活哉？一饷不继，将并前饷而弃之，而况于从中克减乎？此用补之法，贵乎轻重有度，难从简也。

虚实之治。大抵实能受寒，虚能受热，所以补必兼温，泻必兼凉者，盖凉为秋气，阴主杀也，万物逢之，便无生长，欲补元气，故非所宜。凉且不利于补，寒者益可知矣。即有火盛气虚，宜补以凉者，亦不过因火暂用，火去即止，终非治虚之法也。又或有以苦寒之物谓其能补阴者，则《内经》有曰：形不足者温之以气，精不足者补之以味。夫气味之相宜于人者，谓之曰补可也，未闻以味苦气劣而不相宜于人者，亦可谓之补也。虽《内经》有曰水位之主，其泻以咸，其补以苦等论，然此特以五行岁气之味据理而言耳。矧其又云麦、羊肉、杏、薤皆苦之类，是则苦而补者也，岂若大黄、黄柏之类，气味苦劣若此，而谓之能补，无是理也。尝闻之王应震曰：一点真阳寄坎宫，固根须用味甘温；甘温有益寒无补，堪笑庸医错用功。此一言蔽之也，不可不察。

补泻之法。补亦治病，泻亦治病，但当知其要也。如以新暴之病而少壮者，乃可攻之泻之，攻但可用于暂，未有衰久之病而屡攻可以无害者，故攻不可以收缓功；延久之病而虚弱者，理宜温之补之，补乃可用于常，未有根本既伤而舍补可以复元者，故补不可以求速效。然犹有其要，则凡临证治病，不必论其有虚证无虚证，但无实证可据而为病者，便当兼补，以调营卫精血之气；亦不必论其有火证无火证，但无热证可据而为病者，便当兼温，以培命门脾胃之气。此补泻之要领，苟不知此，未有不至决裂败事者。

治法有逆从，以寒热有假真也，此《内经》之旨也。经曰：逆者正治，从者反治。夫以寒治热，以热治寒，此正治也，正即逆也；以热治热，以寒治寒，此反治也，反即从也。如以热药治寒病而寒不去者，是无火也，当治命门，以参、熟、桂、附之类，此王太仆所谓益火之源以消阴翳，是亦正治之法也；又如热药治寒病而寒不退，反用寒凉而愈者，此正假寒之病，以寒从治之法也；又如以寒药治热病而热不除者，是无水也，治当在肾，以六味丸之类，此王太仆所谓壮水之主以镇阳光，是亦正治之法也；又有寒药治热病而热不愈，反用参、姜、桂、附、八味丸之属而愈者，此即假热之病，以热从治之法也，亦所谓甘温除大热也。第今人之虚者多，实者少，故真寒假热之病为极多，而真热假寒之病则仅见耳。

探病之法，不可不知。如当局临证，或虚实有难明，寒热有难辨，病在疑似之间，补泻之意未定者，即当先用此法。若疑其为虚，意欲用补而未决，则以轻浅消导之剂，纯用数味，先以探之，消而不投，即知为真虚矣；疑其为实，意欲用攻而未决，则以甘温纯补之剂，轻用数味，先以探之，补而觉滞，即知有实邪也。假寒者，略温之必见躁烦；假热者，略寒之必加呕恶。探得其情，意自定矣。经曰：有者求之，无者求之。又曰：假者反之。此之谓也。但用探之法，极宜精简，不可杂乱。精简则真伪立辨，杂乱则是非难凭。此疑似中之活法，必不得已而用之可也。

医诊治法有曰：见痰休治痰，见血休治血；无汗不发汗，有热莫攻热；喘生休耗气，精遗不涩泄；明得个中趣，方是医中杰；行医不识气，治病从何据？堪笑道中人，未到知音处。观其诗意，皆言不治之治，正《内经》求本之理耳，诚格言也。至于"行医不识气，治病从何据"一联，亦甚有理。夫天地之道，阳主气，先天也；阴成形，后天也。故凡上下之升降，寒热之往来，晦明之变易，风水之留行，无不因气以为动静，而人之于气，亦由是也。凡有余之病，由气之实；不足之病，因气之虚。如风寒积滞，痰饮瘀血之属，气不行则邪不除，此气之实也；虚劳遗漏，亡阳失血之属，气不固则元不复，此气之虚也。虽曰泻火，实所以降气也；虽曰补阴，实所以生气也。气聚则生，气散则死，此之谓也。所以病之生也，不离乎气，而医之治病也，亦不离乎气，但所贵者，在知气之虚实，及气所从生耳。近见有浅辈者，凡一临证，不曰内伤外感，则曰痰逆气滞。呵！呵！此医家八字诀也。有此八字，何必八阵？又何必端本澄源以求迂阔哉？第人受其害，恐不无可畏也。

附：华氏治法

华元化论治疗曰：夫病有宜汤者，宜圆者，宜散者，宜下者，宜吐者，宜汗者，宜灸者，宜针者，宜补者，宜按摩者，宜导引者，宜蒸熨者，宜暖洗者，宜悦愉者，宜和暖者，宜水者，宜火者，种种之法，岂惟一也；若非良善精博，难为取效。庸下浅识，每致乱投，致使轻者令重，重者令死，举世皆然。且汤可以涤荡脏腑，开通经络，调品阴阳，祛分邪恶，润泽枯朽，悦养皮肤，养气力，助困竭，莫离于汤也。圆可以逐风冷，破坚癥，消积聚，进饮食，舒营卫，定关窍，从缓以参合，无出于圆也。散者能驱散风邪暑湿之气。摅阴寒湿浊之毒，发散四肢之壅滞，除剪五脏结伏，开肠和胃，行脉通经，莫过于散也。下则疏豁闭塞，补则益助虚乏，灸则起阴通阳，针则行营引卫，导引可逐客邪于关节，按摩可驱浮淫于肌肉，蒸熨辟冷，暖洗生阳，悦愉爽神，和缓安气。若实而不下，则使人心腹胀满，烦乱鼓肿；若虚而不补，则使人气血消散，肌肉耗亡，精神脱失，志意皆迷；汗而不汗，则使人毛孔闭塞，闷绝而终；合吐而不吐，则使人结胸上喘，水食不入而死；当灸而不灸，则使人冷气重凝，阴毒内聚，厥气上冲，分坠不散，以致消灭；当针而不针，则使人营卫不行，经络不利，邪渐胜真，冒昧而昏；宜导引而不导引，则使人邪侵关节，固结难通；宜按摩而不按摩，则使人淫归肌肉，久留不消；宜蒸熨而不蒸熨，则使人冷气潜伏，渐成痹厥；宜暖洗而不暖洗，则使人阳气不行，阴邪相害。不当下而下，则使人开肠荡胃，洞泄不禁；不当汗而汗，则使人肌肉消绝，津液枯耗；不当吐而吐，则使人心神烦乱，脏腑奔冲；不当灸而灸，则使人重伤经络，内蓄火毒，反害中和，致不可救；不当针而针，则使人血气散失，机关细缩；不当导引而导引，则使人真气劳败，邪气妄行；不当按摩而按摩，则使人肌肉膜胀，筋骨舒张；不当蒸熨而蒸熨，则使人阳气偏行，阴气内聚；不当暖洗而暖洗，则使人湿著皮肤，热生肌体；不当悦愉而悦愉，则使人气停意折，健忘伤志。大凡治疗，要合其宜，脉状病候，少陈于后：凡脉不紧数，则勿发其汗；脉不实数，不可以下；心胸不闭，尺脉微弱，不可以吐；关节不急，营卫不壅，不可以针；阴气不盛，阳气不衰，勿灸；内无客邪，勿导引；外无淫气，勿按摩；皮肤不痹，勿蒸熨；肌肉不寒，勿暖洗；神不凝迷，勿愉悦；气不奔急，勿和缓。顺此者生，逆此者死耳。

气味篇 十一

药物众多，各一其性，宜否万殊，难以尽识，用者不得其要，未免多误。兼之本草所注，又皆概言其能，凡有一长，自难泯没。惟是孰为专主，孰为兼能，孰者利于此而不利于彼，孰者宜于补而不宜于攻，学者昧其真性，而惟按图以索骥，所以用多不效，益见用药之难矣。用药之道无他也，惟在精其气味，识其阴阳，则药味虽多，可得其要矣。凡气味之辨，则诸气属阳，诸味属阴。气本乎天，气有四：曰寒热温凉是也；味本乎地，味有六，曰酸苦甘辛咸淡是也。温热者天之阳，寒凉者天之阴也。辛甘淡者，地之阳；酸苦咸者，地之阴也。阳主升而浮，阴主沉而降。辛主散，其行也横，故能解表；甘主缓，其行也上，故能补中；苦主泻，其行也下，故可去实；酸主收，其性也敛，故可治泄；淡主渗，其性也利，故可分清；咸主软，其性也沉，故可导滞。用纯气者，用其动而能行；用纯味者，用其静而能守；有气味兼用者，和合之妙，贵乎相成。有君臣相配者，宜否之机，最嫌相左。既欲合宜，尤当知忌，先避其害，后用其利，一味不投，众善俱弃。故欲表散者，须远酸寒；欲降下者，勿兼升散。阳旺者当知忌温，阳衰者沉寒毋犯；上实者忌升，下实者忌秘；上虚者忌降，下虚者忌泄；诸动者再动即散，诸静者再静即灭；甘勿施于中满，苦勿施于假热，辛勿施于热躁，咸勿施于伤血。酸木最能克土，脾气虚者少设。阳中还有阴象，阴中复有阳诀，使能烛此阴阳，则药理虽玄，岂难透彻。

五味所入，《内经》曰：五味入胃，各归所喜攻，酸先入肝，苦先入心，甘先入脾，辛先入肺，咸先入肾。久而增气，物化之常也；气增而久，夭之由也。

神气存亡论 十二

经曰：得神者昌，失神者亡。善乎！神之为义，此死生之本，不可不察也。以脉言之，则脉贵有神。脉法曰：脉中有力，即为有神。夫有力者，非强健之谓，谓中和之力也。大抵有力中不失和缓，柔软中不失有力，此方是脉中之神。若其不及，即微弱脱绝之无力也；若其太过，即弦强真脏之有力也。二者均属无神，皆危兆也。

以形证言之，则目光精彩，言语清亮，神思不乱，肌肉不削，气息如常，大小便不脱，若此者，虽其脉有可疑，尚无足虑，以其形之神在也；若目暗睛迷，形羸色败，喘急异常，泄泻不止，或通身大肉已脱，或两手循衣摸床，或无邪而言语失伦，或无病而虚空见鬼，或病胀满而补泻皆不可施，或病寒热而温凉皆不可用，或忽然暴病，即沉迷烦躁，昏不知人，或一时卒倒，即眼闭口开，手撒遗溺，若此者，虽其脉无凶候，必死无疑，以其形之神去也。

再以治法言之，凡药食入胃，所以能胜邪者，必赖胃气施布药力，始能温吐汗下以逐其邪。若邪气胜，胃气竭者，汤药纵下，胃气不能施化，虽有神丹，其将奈之何哉？所以有用寒不寒，用热不热者；有发其汗而表不应，行其滞而里不应者；有虚不受补，实不可攻者；有药食不能下咽，或下咽即呕者。若此者，呼之不应，遣之不动，此以脏气元神尽去，无可得而使也，是又在脉症之外亦死无疑者。

虽然，脉症之神，若尽乎此，然有脉重症轻而知其可生者，有脉轻症重而知其必死者，此取症不取脉也；有症重脉轻而必其可生者，有症轻脉重而谓其必死者，此取脉不取症也。取舍疑似之间，自有一种玄妙，甚矣，神之难言也！能知神之缓急者，其即医之神者乎。

君火相火论 十三

余向释《内经》，于君火以明、相火以位之义，说固详矣，而似犹有未尽者。及见东垣云：相火者，下焦包络之火，元气之贼也。丹溪亦述而证之。余闻此说，尝掩口而笑，而觉其不察之甚也。由此兴感，因再释之。

夫《内经》发明火义，而以君、相、明、位四字为目，此四字者，个个着实，是诚至道之纲领，有不可不阐扬其精义者。亦何以见之？盖君道惟神，其用在虚；相道惟力，其用在实。故君之能神者，以其明也；相之能力者，以其位也。明者明于上，为化育之元主；位者位于下，为神明之洪基。此君相相成之大道，而有此天不可无此地，有此君不可无此相也明矣，君相之义，岂泛言哉！

至若五运之分，各职其一，惟于火字独言君相，而他则不及者，何也？盖两间生气，总曰元气，元气惟阳为主，阳气惟火而已。第火之为用，其道最微，请以火象证之：如轻清而光焰于上者，火之明也；重实而温蓄于下者，火之位也。明即位之神，无明则神用无由以著；位即明之本，无位则光焰何从以生？故君火之变化于无穷，总赖此相火之栽根于有地，虽分之则一而二，而总之则二而一者也，此君火相火之辨。凡其为生化，为盛衰，为本末，重轻攸系，从可知矣。人生所赖者惟此，故《内经》特以为言。

然在《内经》，则但表其大义，原无分属之条，惟刺禁论曰：七节之旁，中有小心。此固隐然有相火所居之意，故后世诸家咸谓相火寄在命门，是固然矣。然以余之见，则见君相之义，无脏不有，又何以辨之？盖总言大体，则相火当在命门，谓根荄在下，为枝叶之本也。析言职守，则脏腑各有君相，谓志意所出，无不从乎形质也。故凡以心之神，肺之气，脾胃之仓廪，肝胆之谋勇，两肾之技巧变化，亦总皆发见之神奇，使无其地，何以生此？使地有不厚，何以蓄此？此皆从位字发生，而五脏各有位，则五脏亦各有相，相强则君强，此相道之关系，从可知矣。故圣人待命此名，诚重之也。而后人指之为贼，抑何异耶！此万世之疑窦，故余不得不辨。

或曰：是若谬矣。第彼之指为贼者，亦有深意。盖谓人之情欲多有妄动，动则俱能起火，火盛致伤元气，即谓元气之贼，亦何不可？余曰：此固邪正之歧，最当明辨者也。夫情欲之动，邪念也，邪念之火为邪气；君相之火，正气也，正气之蓄为元气。其在身家，譬之产业，贤者能守之，不肖者能荡之，罪与不罪，在子孙之废与不废，镃基何与焉？相火之义亦犹此耳。夫既以相称之，而竟以贼名之，其失圣人之意也远矣。且凡火之贼伤人者，非君相之真火，无论在内在外，皆邪火耳。邪火可言贼，相火不可言贼也。矧六贼之中，火惟居一，何二子独知畏火，其甚如是，而并昧邪正之大义，亦何谓耶？余闻其言，固知其错认面目矣，不觉因而失笑。

先天后天论 +四

　　人生于地，悬命于天，此人之制命于天也；栽者培之，倾者覆之，此天之制命于人也。天本无二，而以此观之，则有天之天者，谓生我之天，生于无而由乎天也；有人之天者，谓成我之天，成于有而由乎我也。生者在前，成者在后，而先天后天之义，于斯见矣。故以人之禀赋言，则先天强厚者多寿，先天薄弱者多夭；后天培养者，寿者更寿，后天斫削者，夭者更夭。

　　若夫骨骼者，先天也；肌肉者，后天也；精神者，先天也；容貌者，后天也。颜色之有辨也，苍者寿而妖者夭，嫩中有苍者吉，苍中有嫩者凶。声音之有辨也，充者寿而怯者夭，虽细而长者吉，虽洪而促者凶；形体之有辨也，坚者寿而脆者夭，身虽羸瘦而动作能耐者吉，体虽强盛而精神易困者凶；动静有辨也，静者寿而躁者夭，性虽若急而急中有和者吉，阳虽若厚而阴中蕴薄者凶；至若少长之辨，初虽绵弱而渐长渐坚者，晚成之征也；气质之辨，少年华丽而易盈易满者，早凋之兆也。是故两天俱得其全者，芪艾无疑也；先后俱失其守者，夭促弗卜也。

若以人之作用言，则先天之强者不可恃，恃则并失其强矣；后天之弱者当知慎，慎则人能胜天矣。所谓慎者，慎情志可以保心神，慎寒暑可以保肺气，慎酒色可以保肝肾，慎劳倦饮食可以保脾胃。惟乐可以养生，欲乐者莫如为善；惟福可以保生，祈福者切勿欺天。但使表里无亏，则邪疾何由而犯？而两天之权不在我乎？故广成子曰：毋劳尔形，毋摇尔精，乃可以长生。至矣哉，两言尽之矣！勿以此为易而忽之。

标本论 十五

病有标本者，本为病之源，标为病之变。病本惟一，隐而难明；病变甚多，显而易见。故今之治病者，多有不知本末，而惟据目前，则最为斯道之大病。且近闻时医有云：急则治其标，缓则治其本。互相传诵，奉为格言，以为得其要矣。余闻此说而详察之，则本属不经而亦有可取。所谓不经者，谓其以治标治本对待为言，则或此或彼，乃可相参为用矣。若然，则《内经》曰治病必求其本，亦何谓耶？又经曰：夫阴阳逆从，标本之为道也，小而大，浅而博，可以言一而知百病之害也。以浅而知深，察近而知远，言标与本，易而勿及。又曰：先病而后逆者治其本，先逆而后病者治其本；先寒而后生病者治其本，先病而后生寒者治其本；先热而后生病者治其本，先病而后生热者治其本；先病而后泄者治其本，先泄而后生他病者治其本。先热而后生中满者治其标，先病而后生中满者治其标，先中满而后生烦心者治其本；小大不利治其标，小大利治其本，先小大不利而后生病者治其本。由此观之，则诸病皆当治本，而惟中满与小大不利两证当治标耳。盖中满则上焦不通，小大不利则下焦不通，此不得不为治标以开通道路，而为升降之所由，是则虽曰治标，而实亦所以治本也。自此以外，若以标本对待为言，则治标治本当相半矣，故余谓其为不经者此也。然亦谓其可取者，则在缓急二字，诚所当辨。然即中满及小大不利二证，亦各有缓急。盖急者不可从缓，缓者不可从急，此中亦自有标本之辨，万不可以误认而一概论也。今见时情，非但不知标本，而且不知缓急。不知标本，则但见其形，不见其情；不知缓急，则所急在病，而不知所急在命。故每致认标作本，认缓作急，而颠倒错乱，全失四者之大义。重命君子，不可不慎察于此。

求本论 十六

万事皆有本，而治病之法，尤惟求本为首务。所谓本者，惟一而无两也。盖或因外感者，本于表也；或因内伤者，本于里也；或病热者，本于火也；或病冷者，本于寒也；邪有余者，本于实也；正不足者，本于虚也。但察其因何而起，起病之因，便是病本，万病之本，只此表里寒热虚实六者而已。知此六者，则表有表证，里有里证，寒热虚实，无不皆然。六者相为对待，则冰炭不同，辨之亦异。凡初病不即治，及有误治不愈者，必致病变日多，无不皆从病本生出，最不可逐件猜摸，短觑目前。经曰：众脉不见，众凶弗闻，外内相得，无以形先。是诚求本之至要也。苟不知此，必庸流耳。故明者独知所因而直取其本，则所生诸病无不随本皆退矣。

至若六者之中，多有兼见而病者，则其中亦自有源有流，无弗可察。然惟于虚实二字总贯乎前之四者，尤为紧要当辨也。盖虚者本乎元气，实者由乎邪气。元气若虚，则虽有邪气不可攻，而邪不能解，则又有不得不攻者，此处最难下手。但当察其能胜攻与不能胜攻，或宜以攻为补，或宜以补为攻，而得其补泻于微甚可否之间，斯尽善矣。且常见有偶感微疾者，病原不甚，斯时也，但知拔本，则一药可愈，而庸者值之，非痰曰痰，非火曰火，四路兜拿，茫无真见，而反遗其本，多致轻者日重，重者日危，而殃人祸人，总在不知本末耳。甚矣，医之贵神，神奚远哉！余故曰：医有慧眼，眼在局外；医有慧心，心在兆前。使果能洞能烛，知机知微，此而曰医，医云乎哉？他无所谓大医王矣。

治形论 十七

老子曰：吾所以有大患者，为吾有身；使吾无身，吾有何患？余则曰：吾所以有大乐者，为吾有形；使吾无形，吾有何乐？是可见人之所有者唯吾，吾之所赖者唯形耳，无形则无吾矣，谓非人生之首务哉。第形之为义，其义甚微，如言动视听，非此形乎？俊丑美恶，非此形乎？勇怯愚智，非此形乎？死生安否，非此形乎？人事之交，以形交也；功业之建，以形建也。此形之为义，从可知也。奈人昧养形之道，不以情志伤其府舍之形，则以劳役伤其筋骨之形，内形伤则神气为之消靡，外形伤则肢体为之偏废，甚至肌肉尽削，其形可知；其形既败，其命可知。然则善养生者，可不先养此形，以为神明之宅；善治病者，可不先治此形，以为兴复之基乎？

虽治形之法，非止一端，而形以阴言，实惟精血二字足以尽之。所以欲祛外邪，非从精血不能利而达；欲固中气，非从精血不能蓄而强。水中有真气，火中有真液，不从精血，何以使之降升？脾为五脏之根本，肾为五脏之化源，不从精血，何以使之灌溉？然则精血即形也，形即精血也，天一生水，水即形之祖也。故凡欲治病者，必以形体为主；欲治形者，必以精血为先。此实医家之大门路也。使能知此，则变化可以无方，神用自有莫测。

然用此之法，无逾药饵，而药饵之最切于此者，不过数味之间，其他如性有偏用者，惟堪佐使而已。亦犹饮食于人，凡可口者，孰无资益，求其纯正无损而最宜于胃气者，则惟谷食，类可见矣。或问余以所宜者，果属何物？余则难以显言之。盖善吾言者，必如醴如饴，而不善吾言者，必反借此为射的，以资口吻之基矣。余故不能显言之，姑发明此义，以俟有心者之自悟。

藏象别论 +八

藏象之义，余所类于经文者不啻详矣。然经有所未及，而同中有不同，及有先同后异者，俱不可以不辨也。夫人身之用，止此血气。虽五脏皆有气血，而其纲领，则肺出气也，肾纳气也，故肺为气之主，肾为气之本也。血者水谷之精也，源源而来，而实生化于脾，总统于心，藏受于肝，宣布于肺，施泄于肾，而灌溉一身。所谓气主煦之，血主濡之，而血气为人之橐籥，是皆人之所同也。若其同中之不同者，则脏气各有强弱，禀赋各有阴阳。脏有强弱，则神志有辨也，颜色有辨也，声音有辨也，性情有辨也，筋骨有辨也，饮食有辨也，劳逸有辨也，精血有辨也，勇怯有辨也，刚柔有辨也。强中强者，病其太过，弱中弱者，病其不及，因其外而察其内，无弗可知也。禀有阴阳，则或以阴脏喜温暖，而宜姜、桂之辛热；或以阳脏喜生冷，而宜芩、连之苦寒；或以平脏，热之则可阳，寒之则可阴也。有宜肥腻者，非润滑不可也；有宜清素者，惟膻腥是畏也。有气实不宜滞，有气虚不宜破者；有血实不宜涩，有血虚不宜泄者。有饮食之偏忌，有药饵之独碍者。有一脏之偏强，常致欺凌他脏者；有一脏之偏弱，每因受制多虞者。有素挟风邪者，必因多燥，多燥由于血也；有善病湿邪者，必因多寒，多寒由于气也。此固人人之有不同也。其有以一人之禀而先后之不同者，如以素禀阳刚而恃强无畏，纵嗜寒凉，及其久也，而阳气受伤，则阳变为阴矣；或以阴柔而素耽辛热，久之则阴日以涸，而阴变为阳矣。不惟饮食，情欲皆然。病有出入，朝暮变迁，满而更满，无不覆矣，损而又损，无不破矣。故曰：久而增气，物化之常也；气增而久，夭之由也。此在经文固已明言之矣。

夫不变者，常也；不常者，变也。人之气质有常变，医之病治有常变。欲知常变，非明四诊之全者不可也。设欲以一隙之偏见，而应无穷之变机，吾知其遗害于人者多矣。故于此篇之义，尤不可以不深察。

天年论 十九

夫人之所受于天而得生者，本有全局，是即所谓天年也。余尝闻之岐伯曰：上古之人，其知道者，法于阴阳，和于术数，食饮有节，起居有常，不妄作劳，故能形与神俱，而尽终其天年，度百岁乃去。又尝闻之老子曰：生之徒，十有三；死之徒，十有三；民之生，动之死地，亦十有三。余因此言，乃知先天之畀而不得尽其全者有如是。然则后天之养，其为在人，可以养生家而不以此为首务乎！故常深慨于斯，而直穷其境，则若老氏所云十中之三者，盖亦言其约耳。而三之倍倍，则尤有不忍言者，兹请得而悉之。

夫人生于地，悬命于天，可由此而生，亦可由此而死。故凡天亦杀人，有如寒暑不时，灾荒荐至，或妖祥之横加，或百六之难避，是皆天刑之谓也；地亦杀人，则如旱潦无方，水火突至，或阴毒最以贼人，或危险多能困毙，是皆地杀之谓也；

人亦杀人，如争斗伤残，刀兵屠戮，或嫁祸阴谋，或明欺强劫，是皆人祸之谓也。凡此三者，十中约去其几。再若三者之外，则凡孽由自作而致不可活者，犹有六焉。何以见之？则如酒色财气，及功名之累，庸医之害皆是也。故有困于酒者，但知米汁之味甘，安思曲蘖之性烈，能潜移祸福而人难避也，能大损寿元而人不知也。及其病也，或血败为水，而肌肉为其浸渍，则鼓胀是也；或湿邪侵土，而清浊苦于不分，则泻痢是也；或血不养筋，而弛纵拘挛，甚至眩晕卒倒，则中风是也；或水泛为涎，而满闷不食，甚至脾败呕喘，则痰饮是也。耽而不节，则精髓胡堪久醉，阴血日以散亡，未及中年，多见病变百出，而危于此者不知其几何人矣。

有困于色者，但图娇艳可爱，而不知倾国之说为何，伐命之说为何。故有因色而病者，则或成劳损，或染秽恶，或相思之失心，或郁结之尽命；有因色而死者，则或以窃窥，或以争夺，或以荡败无踪，或以惊吓丧胆。总之，好色之人必多淫溺，乐而忘返，安顾身家？孰知实少花多，岂成瑞物，德为色胜，非薄则邪，未有贪之恋之而不招殃致败。凡受色中之害者，吾又不知其几何人矣！

有困于财者，止知财能养命，岂识财能杀人。故鄙吝者，每以招尤；慢藏者，因多诲盗；奔波不已者，多竭其力；贪得无厌者，常忘其身。顾利不顾义，骨肉为之相残，聚敛尽膏血，贾怨所以致败。盖财本通神，不容腹剥，积则金精祟作，争则罄囊祸生。凡受利中之害者，又不知其几何人矣。

有困于气者，每恃血气之强，只喜人不负我，非骄矜则好胜，人心不平，争端遂起，事无大小，怨恨醉心，岂虞忿怒最损肝脾，而隔食气蛊，疼痛泄泻，厥逆暴脱等疾，犯者即危。又或争竞相倾，公庭遭讼，宁趋势利以卑污，甘受丑凌于奴隶；及被他人之苟辱，既不敢相抗于后，何若亲识之小忿，即涵容少逊于前，终身让路，不失一步，孰得孰失？孰知孰愚？甚至破家荡产，骨肉分离之害，歼须不忍，悔时迟矣。夫气本无形，有何涯际？相谅则无，偏执则有。历观往事，谁直谁非？使不能达观自策，则未免以我之躯，阴受人无申无诉之蚀，而自愚自毙者，又不知其几何人矣。

有困于功名者，谁不有飞腾之念？谁不有功业之期？第既达者，或多鼎足之虞；未济者，每遭盐车之厄。受灯窗寒苦之负，望眼徒穿者有之；忆荣枯今昔之异，热肠为裂者有之；甚至焦思切心，奔趋竭力，荣华杳然，泉壤遽及者有之。慨古伤今，凡受斯枉而湮没无闻，浩气受抑者，又不知其几何人矣。

有困于医者，凡疾苦之望医，犹凶荒之望岁，其恳其切，其念何如。第此中神理，微妙难言，使不有天人之学，绝伦之聪，则何以能闻于无声，见于无迹，直窥于窈冥之乡，而必得其情乎？使必得其人而后可以言医，则医不易谈，盖可征矣。既难其人，则次乎此者，虽未知神，犹知形迹，此即今之上医也。然此医亦不易得。而舍此之外，则昧者居其八九。庸医多，则杀人亦多，每见其寒热倒施，虚实谬认，一七之讹，吉凶随应。困者莫知其然，虽死不觉；明公鉴其多误，能无恻心？顾造化大权，本非凡庸所可窥弄，而性命重托，又岂浅辈所宜轻付耶！第彼非无自，盖自《原病式》以来，祖述相传，日以滋甚，醉者不醒，逝者无词，而黎元阴受此害者，盖不知若干人矣。而闻者未知其详，犹或未之信也。

由是乘除，则既有前三，又有后六，凡此淘汰之余，而得尽其天年者，果剩其几？吾故曰：老氏言十之三者，盖亦言其约耳。兴言及此，诚可为人生之痛哭者也。然徒悲何益，曷亦为人之计乎，则惟上知者有可晓也。虽前之三者，或多出于莫测，则有可避者，有不可避者，即听之天，无不可也。然知者见于未然，而得天者天庇之，得地者地庇之，得人者人庇之，得此三庇，即得生之道也；失此三庇，则失生之道也。人道于此，岂曰尽无其权乎！至于六杀之防，则全由乎我矣。酒杀可避，吾能不醉也；色杀可避，吾能不迷也；财杀可避，吾能不贪也；气杀可避，吾能看破不认真也；功名之杀可避，吾能素其行藏也；庸医之杀可避，吾能相知以豫也。夫如是而培以为善，存以无欺，守以不行险，戒以毋侥幸，则可全收其效矣。孔子曰：毋意，毋必，毋固，毋我。盖示人以无勉强也。广成子曰：毋劳尔形，毋摇尔精，乃可以长生。盖形言其外，精言其内，外内俱全，尽乎道矣。是皆古圣人垂念苍生，至真至极之良方也，可不佩乎？或曰：子言虽是，而实亦近迂，独不见有不识不知而偏跻上寿者，又何人力之足恃耶？余曰：此正所谓其知可及也，其愚不可及也。然余论诚迂矣，倘亦蒙知者之相顾而咀之识之，或亦可为天年之一助否？

中兴论 又十九

试观天地之道，有盈有虚，有消有长，是以日中则昃，月盈则蚀，此即天运之循环，而天亦不能违者，故有先天之说也。先天有定数，君子知命，固当听乎天也；若后天之道，则参赞有权，人力居多矣。何以见之？第就国家之否泰，可证人身之寿夭。虽曰天步多艰，无成不败，然如商周汉晋唐宋相传，国运皆有中兴，人道岂无再振？消长一理，小大皆然。尝闻之康节先生云：一万里区宇，四千年兴亡，五百主肇位，七十国开疆，则此中人事不为不多也，而何以兴复仅见止此数代，是亦由知道者少，而不知道者之多耳。彼知道者，即以得人，又以得天，得人即所以得天也；不知道者，既不知本，又不知末，既以失之，而终不知其所以失也。至若身命之谋，则举世之人孰不爱命，而每多耽误者，其不知道者亦犹是耳。欲明其道，可无言乎。然言而无证，则人多不信，故借此国运之征，用效遒人之铎。

试论国家之衰也，或以人心之离，或以财用之匮，或以兵戈之残伤，或以优柔之旷废。而人之亨否，无非一理。夫在国曰人心，在人曰神志，故曰事其神者神去之，体其神者神居之。知生气之主在乎心，此元神之不可不养。又在国曰财用，在人曰血气。气为阳，阳主神也；血为阴，阴主形也。血气若衰，则形神俱败，此营卫之毫厘当惜也。又在国曰兵戈，在人曰克伐。夫兵者，凶器也；克伐者，危事也。未有日加剥削而不致残伤元气者，此消耗之不可不慎也。又在国曰优柔，在人曰疑贰。今日云姑且，明日云将就，岂不佥云稳当，然致坐失机宜，变生倏忽，又焉知耽搁之大害，此当机之不可不断也。凡此数者，姑亦言其大约。

至若人之大数，则犹有先天后天之体用，而兴亡之应变，则来培来覆，亦莫非人之自为耳。何谓先天？如《内经》曰：

50

人生十岁，血气始通，其气在下，故好走；二十，气血方盛，肌肉方长，故好趋；三十，五脏大定，血脉盛满，故好步；四十，脏腑经脉其盛已定，腠理始疏，故好坐；五十，肝气衰，故目不明；六十，心气衰，故好卧；七十，脾气衰；八十，肺气虚，故言善误；九十，肾气竭；百岁，五脏六腑皆虚，神气皆去，故形骸独居而终矣。此即先天之常度，是即所谓天年也。天畀之常，人人有之，其奈今时之人，自有知觉以来，恃其少壮，何所不为？人生之常度有限，而情欲无穷；精气之生息有限，而耗损无穷，因致戕此先天而得全我之常度者，百中果见其几？残损有因，惟人自作，是即所谓后天也。然而所丧由人，而挽回之道，有不仍由人者乎？且此非逆天以强求，亦不过复吾之固有。得之则国运人运，皆可中兴，不有明哲，诚难语此；失之则落花流水，逝而罔觉，一衰即已，良可寒心，所以《易》重来复，正为此也。然求复之道，其道何居？盖在天在人，总在元气，但使元气无伤，何虞衰败？元气既损，贵在复之而已。

常见今人之病，亦惟元气有伤，而后邪气得以犯之，故曰：邪之所凑，其气必虚。此客主相持之理，从可知矣。凡虚邪之辨，如情志之消索，神主于心也；治节之不行，气主于肺也；筋力之疲困，血主于肝也；精髓之耗减，骨主于肾也；四肢之软弱，肌肉主于脾也。损其一浅，犹肤腠也；损其二深，犹经络也；损其三四，则连及脏腑矣。当其微也，使不知徙薪牖户，则将为江河，将寻斧柯，恐无济于事矣。故人于中年左右，当大为修理一番，则再振根基，尚余强半。敢云心得，历验已多，是固然矣。然而修理之说，亦岂易言？修国家，良臣不易；修身命，良医亦难。第观从古至今，数千年来，凡得医之全量者为谁？而今则曰：此医也，彼亦医也。又何良医之多也？医难言矣，其毋为良医之所感。

逆数论 二十

余尝读《易》而闻诸夫子曰：数往者顺，知来者逆，是故《易》，逆数也。由是默会其理，而知天人之道得以无穷无息者，无非赖此逆数耳。何也？盖自太极初分，两仪以判，一动一静，阴阳见矣。阴阳之体为乾坤，阴阳之用为水火。乾坤定对待之交易，故一在上而一在下；水火荡流行之变易，故一主降而一主升。夫如是，斯得循环无已。总之而为天道，散之而为人道，而大《易》之义，所以无微不在也。姑无论其他，而但以性理明之，则总由变易之数。夫变易之数，即升降之数也。变易之所以无穷者，降以升为主，是即所谓逆数也。若无此逆，则有降无升，流而不返，而大道如环，何所赖乎？由是逆顺交变，则阳与阴对，热与寒对，升与降对，长与消对，进与退对，成与败对，勤与惰对，劳与逸对，善与恶对，生与死对，凡此一逆一顺，其变无穷。惟从逆者，从阳得生；从顺者，从阴得死。君如不信，第详考伏羲卦气之圆图，其义昭然可见也。观其阳盛之极，自夏至一阴初姤，由五、六、七、八、历巽、坎、艮、坤，天道从西右行，则阳气日降，万物日消者，此皆顺数也；顺则气去，即从阴得死之道也。幸而阴剥之极，自冬至一阳得复，由四、三、二、一，历震、离、兑、乾，天道从东左旋，则阳气日升，万物日盛者，此皆逆数也。逆则气来，即从阳得生之道也。此天道之征，固如是矣。

若以人道言之，则人道本乎天道，天心即是人心。第天有阴霾，能蒙日月；人有愚昧，能胜聪明。故每多从顺者，喜其易也，喜其逸也；每多避逆者，畏其难也，畏其劳也。彼大人之见则不然，如尊贵莫若帝王，可以逸矣，可以纵矣，而尧舜之惟微惟危，顾何必谆谆乎在念？智慧莫若圣人，可无劳矣，可无畏矣，而孔子之戒慎恐惧，又何必卷卷乎在心？此无他，惟其代天功，主人极，总知夫顺不可从，从顺则流；逆不可舍，舍逆则退也。由此观之，乃知士而舍逆，则有屈而无伸；农而舍逆，则有种而无获；工而舍逆，则有粗而无精；商而舍逆，则有散而无聚。再由此而推广之，则凡曰修身齐家，凡曰治国平天下，进一步则日以就成，退一步则日以就败，有源有流，其可任其长逝而不思砥柱之良图乎？此人道之攸系，又如是矣。

然言天言人，总言夫生道也；而保生之道，莫先于医；医欲保生，其堪违阳道乎？其堪倍逆数乎？然医贵圆通，安容执滞？非曰尽不从阴也，从阴正以卫阳也；非曰尽不用顺也，用顺亦以成逆也。性命玄关，此为第一。独念有医名丕著之辈，犹然昧此，而妄言左道，留传至今，因致伤生遗害非浅者，谓非轩岐之魔不可也。嗟！嗟！有心哉其谁乎？苟得其人，可与谈还悟道矣，倘亦以吾言为然不？

反佐论 二一

　　用药处方有反佐之道者，此轩岐之法旨，治病之微权，有不可不明者，奈何后世医家，每多假借以乱经常，不惟悖理于前，抑且遗害于后，是不可不辨也。观《内经》之论治曰：奇之不去则偶之，偶之不去则反佐以取之，所谓寒热温凉，反从其病也。此其义，盖言病有微甚，亦有真假，先从奇偶以正治，正治不愈，然后用反佐以取之，此不得不然而然也。又经曰：微者逆之，甚者从之。又曰：逆者正治，从者反治。此谓以寒治热，以热治寒，逆其病者，谓之正治；以寒治寒，以热治热，从其病者，谓之反治。如以热治寒而寒拒热，则反佐以寒而入之；以寒治热而热拒寒，则反佐以热而入之；是皆反佐之义，亦不得不然而然也。又经曰：热因寒用，寒因热用。王太仆注曰：热因寒用者，如大寒内结，当治以热，然寒甚格热，热不得前，则以热药冷服，下嗌之后，冷体既消，热性便发，情且不违，而致大益，此热因寒用之法也；寒因热用者，如大热在中，以寒攻治则不入，以热攻治则病增，乃以寒药热服，入腹之后，热气既消，寒性遂行，情且协和，而病以减，此寒因热用之法也。凡此数者，皆《内经》反佐之义。此外，如仲景治少阴之利，初用白通汤，正治也；继因有烦而用白通加猪胆汁汤，反佐也。其治霍乱吐痢，脉微欲绝者，初用四逆汤，正治也，继因汗出小烦，而用通脉四逆加猪胆汁汤，反佐也。又如薛立斋治韩州同之劳热，余尝治王蓬雀之喉痹，皆其法也。

　　若今诸家之所谓反佐者则不然，姑即时尚者道其一二以见之。如近代之所宗所法者，谓非丹溪之书乎？观丹溪之治吞酸证，必以炒黄连为君，而以吴茱萸佐之；其治心腹痛证，谓宜倍加山栀子而以炒干姜佐之，凡此之类，余不解也。夫既谓其热，寒之可也，而何以复用干姜、茱萸？既谓其寒，热之可也，而何以复用黄连、栀子？使其病轻而藉以行散，即或见效，岂曰尽无；使其病重，人则但见何以日甚，而不知犯寒犯热，自相矛盾，一左一右，动皆掣肘，能无误乎？矧作用如此，则其效与不效，必且莫知所因，而宜热宜寒，亦必从违奚辨，此其见有不真，故持两可，最是医家大病，所当自反而切戒者也。

　　或曰：以热导寒，以寒导热，此正得《内经》反佐之法。人服其善，子言其非，何其左也？余曰：此法最微，此用最妙，子亦愿闻其详乎？当为再悉之。夫反佐之法，即病治之权也。儒者有经权，医者亦有经权。经者，日用之常经，用经者，理之正也；权者，制宜之权变，用权者，事之暂也。此经权之用，各有所宜，诚于理势有不得不然，而难容假借者也。药中反佐之法，其亦用权之道，必于正经之外，方有权宜，亦因不得不然而但宜于暂耳，岂果随病处方，即宜用乎？然则何者宜反？何者不宜反？盖正治不效者，宜反也；病能格药者，宜反也；火极似水者，宜反也；寒极反热者，宜反也。真以应真，假以应假，正反之道，妙用有如此也。设无格拒假证，自当正治，何以反为？不当权而用权，则悖理反常；不当反而佐反，则致邪失正，是乌可以混用耶？常观轩岐之反佐，为创经权之道也；后世之反佐，徒开杂乱之门也。至其变也，则泾渭不分者以之，模糊疑似者以之，寒热并用者以之，攻补兼施者以之，甚至广络妄投，十寒一曝，无所不谬，皆相藉口，此而不辨，医乎难矣。於戏！斯道失真，其来已久，安得愿闻精一者，与谈求本之道哉！是不能无望于后人也，因笔识其愚昧。以上仲景治法载《伤寒论》，薛立斋治韩州同按在虚损门，余治王蓬雀按在喉痹门。

升阳散火辨 二二

凡治火之法，有曰升阳散火者，有曰滋阴降火者。夫火一也，而曰升曰降，皆堪治火。然升则从阳，降则从阴，而升降混用，能无悖乎？抑何者宜升，何者宜降，而用有辨乎？此千古之疑窦，亦千古之两端，而未闻有达之者。夫火之为病，有发于阴者，有发于阳者。发于阴者，火自内生者也；发于阳者，火自外致者也。自内生者，为五内之火，宜清宜降者也；自外致者，为风热之火，宜散宜升者也。今人凡见火证，无分表里，必曰木火同气，动辄称为风热，多用升阳散火之法。呜呼！此似近理，孰得非之，而不知至理所在，无容混也。

夫风热之义，其说有二：有因风而生热者，有因热而生风者。因风生热者，以风寒外闭而火郁于中，此外感阳分之火，风为本而火为标也；因热生风者，以热极伤阴而火达于外，此内伤阴分之火，火为本而风为标也。经曰：治病必求其本。可见外感之火，当先治风，风散而火自息，宜升散不宜清降；内生之火，当先治火，火灭而风自清，宜清降不宜升散。若反而为之，则外感之邪得清降而闭固愈甚，内生之火得升散而燔燎何当，此其内因外因，自有脉症可详辨也。

余阅方书，所见头目、口齿、咽喉、脏腑阴火等证，悉云风热，多以升降并用，从逆兼施，独不虑升者碍降，降者碍升乎？从者忌逆，逆者忌从乎？经曰：高者抑之，下者举之，寒者热之，热者寒之。又曰：病生于内者，先治其阴，后治其阳，反者益甚；病生于阳者，先治其外，后治其内，反者益甚。此自不易之正理。故余之立方处治，宜抑者则直从乎降，宜举者则直从乎升，所以见效速而绝无耽延之患，亦不过见之真而取之捷耳。若今人之轻病致重，重病致危，而经年累月，日深日甚，以致不救者，谓非两端之误之也乎？明者于此，最当辨也。

夏月伏阴续论 二三

夏月伏阴在内，此本天地间阴阳消长之正理，顾丹溪特为此论而反乖其义，因以致疑于人。其谓何也？观其所论曰：人与天地同一橐籥，子月一阳生，阳初动也；寅月三阳生，阳初出于地也，此气之升也；巳月六阳生，阳尽出于上矣，此气之浮也。人之腹属地，气于此时，浮于肌表，散于皮毛，腹中虚矣。世言夏月伏阴在内，此阴字有虚之义，若作阴凉看，其误甚矣。且其时阳浮地上，燔灼焚燎，流金烁石，何阴冷之有？若于夏月火令之时妄投温热，宁免实实虚虚之患乎？此丹溪之言虚，是固然矣。若以阴冷二字为误，而夏月禁用温热，此则余所不服也。

何以见之？夫天地之道，惟此阴阳；阴阳之变，惟此消长。故一来则一往，一升则一降，而造化之机，正互藏为用者也。经曰：阴主寒，阳主热。又曰：气实者热也，气虚者寒也。此本阴阳之常性也。今既云夏月之阳尽浮于外，则阴伏于内矣，阴盛则阳衰也，非寒而何？阳浮于外，则气虚于中矣，气虚即阳虚也，非寒而何？此固不易之理也。然而尤有显然者，则在井泉之水，当三冬之寒冽，而井泉则温，盛夏之炎蒸，而泉源则冷，此非外寒内热，外热内寒之明验乎？此又岁岁皆然，主气之常候也。至若主气之外，又有客气，而天以五周，地以六备，寒暄递迁，气更应异。如伏明之纪，寒清数举；卑监之纪，风寒并兴；坚成之纪，阳气随阴治化；流衍之纪，寒司物化，天地严凝。太阳司天，寒气下临，寒清时举；太阴司天，地乃藏阴，大寒且至等义，是无论冬夏，皆有非时之气以动为民病者也，又岂因夏月之火令，遂可谓之无寒而禁用温热乎？且伏阴之义，本以阴阳对待，寒热为言，若但以阴字为虚，则夏月伏阴，宜多虚证，冬月伏阳，即无虚矣。岂其然乎？又若夏月宜禁温热，则冬月宜禁寒凉，无待言也。今见四时之病，盛夏每多吐泻，深冬偏见疮疹，诸如此类，岂非冬多内热，夏多中寒乎？总之，夏有热证，亦有寒证，冬有实证，亦有虚证，虽从时从证，贵乎因病制宜，然夏月伏阴之义，此实天人之同气，疾病之玄机，有必不可不察而忽之者也。今若丹溪之论，则于理反悖，而何切于用？即无此论，亦何不可？

近见徐东皋亦述丹溪之说云：夏月无寒，世人不察，而用温热，为世通弊。若谓夏月伏阴，宜服温热，则冬月伏阳，宜服寒凉，然则孟子冬日饮汤，夏日饮水，亦不足信欤？噫！此公都子之言也，不过借喻内外，原非用析阴阳，而徐氏曲引为证，独不思经文《易》义，觉相背乎？《内经》曰：阴中有阳，阳中有阴。曰：寒极生热，热极生寒。曰：重阴必阳，重阳必阴。曰：相火之下，水气承之；君火之下，阴精承之。曰：此皆阴阳表里内外雌雄相输应也，故以应天之阴阳也。又如《周易》之两仪，有阴必有阳也。两仪而四象，阴阳之中复有阴阳也。在泰之义，则曰内阳而外阴，君子道长，小人道消也；在否之义，则曰内阴而外阳，小人道长，君子道消也。由此观之，则丹溪之论，东皋之引证，皆吾之所不信也，故复为此续论。

阳不足再辨 二四

原天地阴阳之化生，实生民性命之根本，善把握补救之妙用，诚吾道代天之大权，使我于此而见理不真，则加冰用汤，反成戕贼，害有不可胜言者。余自初年，尝读朱丹溪阳有余阴不足论，未尝不服其高见；自吾渐立以来，则疑信相半矣；又自不惑以来，则始知其大谬矣。故余于《类经·求正录》中，附有《大宝论》一篇，正所以救其谬也。然常恐见浅言偏，遗殃后世，每怀疑惧，而望正高明者久矣。不意付梓数载，斧削无闻，见信明贤，庶窃自慰。兹于丙子之夏，始得神交一友，传训数言，询其姓氏，知为三吴之李氏也。诵其《指南》，则曰：阳常有余，阴常不足，此自丹溪之确论，而兹张子乃反谓阳常不足，阴常有余，何至相反若此？而自是其是，岂矫强以自炫欤？抑别有所本欤？姑无劳口吻以辨其孰是孰非，第以人事证之，则是非立见矣。如人自有生以来，男必十六而精始通，女必十四而经始至；及其衰也，男精竭于八八，女血净于七七，凡精血既去而人犹赖以不死者，惟此气耳。夫气为阳，精血阴也，精血之来，既迟在气后，精血之去，又早在气先，可见精已无而气犹在，此非阴常不足阳常有余之明验乎？以是知先贤之金石本非谬，而后学之轻妄何容易也。余闻此说，益增悲叹。悲之者，悲此言之易动人听，而无不击节称善也。紫可乱朱，莫此为甚，使不辨明，将令人长梦不醒，而性命所系非渺小，是可悲也。悲已而喜，喜之者，喜至道之精微，不经驳正，终不昭明，幸因其说，得启此端而得解此惑，是可喜也。今即李子之言以辨之。

如其以精为阴，以气为阳，本非诬也，第其所觑在眉睫，则未免错认面目，而呼张作李矣。不知精即水也，水即阳也。若以水火言，则水诚阴也，火诚阳也；若以化生言，则万物之生，其初皆水，先天后天，皆本于是，而水即阳之化也。何以见之？如水在五行则生于一天，水在六气则属乎太阳，此水之为阴否？又若精在人身，精盛则阳强，精衰则阳痿，此精之为阴否？再若养生家所重者惟曰纯阳，纯阳之阳，以精言也。精若渗漏，何阳之有，此又精之为阴否？又丹书云：分阳未尽则不死，分阴未尽则不仙。亦言仙必纯阳也。若据李子之说，则但尽泄其精，便成纯阳，学仙之法岂不易乎？诚可哂也！盖李子之见，但见阴阳之一窍，未见阴阳之全体。夫阴阳之道，以纲言之，则位育天地；以目言之，则缕析秋毫。至大至小，无往而非其化也。若以清浊对待言，则气为阳，精为阴，此亦阴阳之一目也；若以死生聚散言，则凡精血之生皆为阳，气得阳则生，失阳则死，此实性命之化源，阴阳之大纲也。

人之生也，譬诸草木。草木之初，其生苗也，继而生枝叶，再而生花实，及其衰也，花实落而枝叶存，以渐而凋也，此草木之盛衰有时，故曰生长化收藏，而候有不同也；人之生也，亦犹是耳，初而生婴孩，继而生精血，再而生子女，及其衰也，精血去而形犹存，以渐而终也，此人生之盛衰亦有其时，故曰生长壮老已，而年有不同也。然则自幼至老，凡在生者，无非生气为之主，而一生之生气，何莫非阳气为之主，而但有初中之异耳。若以人之精至为阴至，岂花果之成，亦草木之阴至耶？而枝叶未凋，即草木之阳在耶？且阳气在人，即人人百岁，亦不过得分内之天年，而今见百人之中，凡尽天年而终者果得其几？此其夭而不及者，皆非生气之不及耶，而何以见阳之有余也？阳强则寿，阳衰则夭，又何以见阳之有余也？难得而易失者，惟此阳气；既失而难复者，亦惟此阳气，又何以见阳之有余也？观《天年篇》曰：人生百岁，五脏皆虚，神气皆去，形骸独居而终矣。夫形，阴也；神气，阳也。神气去而形犹存，此正阳常不足之结局也，而可谓阳常有余乎？

至若精气之阴阳，有可分言者，有不可分言者。可分者，如前云清浊对待之谓也；不可分者，如修炼家以精气神为三宝。盖先天之气，由神以化气化精；后天之气，由精以化气化神。是三者之化生，互以为根，本同一气，此所以为不可分也。故有善治精者，能使精中生气；善治气者，能使气中生精，此自有可分不可分之妙用也。再若寒热之阴阳，则不可不分。盖寒性如冰，热性如炭，冰炭不谋，奚堪妄用？余故曰：精气之阴阳有不可离，寒热之阴阳有不可混，此医家最切之法言也。且精血之阴阳，言禀赋之元气也；寒热之阴阳，言病治之药饵也。今欲以不足之元阳，认作有余而云火，则相习以苦寒之劣物，用为补剂以滋阴，嗟！嗟！牛山有限之生气，果能堪此无穷之阴剥否？哑子吃黄连，无容申诉者，四百年于兹矣。夫以有望之丹溪言且若此，而矧其他乎？古人云：非圣之书不可读，此其尤甚者也。

　　然天地阴阳之道，本自和平，一有不平，则灾害至矣。而余谓阳常不足，岂亦非一偏之见乎？盖以丹溪补阴之说谬，故不得不为此反言，以救万世之生气。夫人之所重者，惟此有生，而何以能生，惟此阳气，无阳则无生矣。然则欲有生者，可不以此阳气为宝？即日虑其亏，亦非过也。而余谓阳常不足者，盖亦惜春之杞人耳。苟诚见左，仍望明贤再驳。

小儿补肾论 二五

　　观王节斋曰：小儿无补肾法。盖小儿禀父精而生，男至十六而肾始充满，既满之后，妄用亏损，则可用药补之。若受胎之时，禀之不足则无可补，禀之原足，又何待于补耶？呜呼，此言之谬，谬亦甚矣！夫二五之精，妙合而凝，精合而形始成，此形即精也，精即形也，治精即所以治形，治形即所以治精也。第时有初中，则精有衰盛，故小儿于初生之时，形体虽成而精气未裕，所以女必十四，男必十六，而后天癸至。天癸既至，精之将盛也；天癸未至，精之未盛也。兹以其未盛而遽谓其无精也可乎？且精以至阴之液，本于十二脏之生化，不过藏之于肾，原非独出于肾也。观上古天真论曰：肾者主水，受五脏六腑之精而藏之。此精之所源，其不止于肾也可知矣。王节斋只知在肾而不知在五脏。若谓肾精未泄不必补肾，则五脏之精，其有禀赋之亏、人事之伤者，岂因其未泄而总皆不必补耶？夫小儿之精气未盛，后天之阴不足也；父母之多欲水亏，先天之阴不足也。阴虚不知治本，又何藉于人为以调其元、赞其化乎？此本原之理，有当深察者如此。

再以小儿之病气论之，凡小儿之病最多者，惟惊风之属。而惊风之作，则必见反张戴眼、斜视抽搐等证，此其为故，总由筋急而然。盖血不养筋，所以筋急，真阴亏损，所以血虚，此非水衰之明验乎？夫肾主五液，而谓血不属肾，吾不信也；肝肾之病同一治，今筋病如此，而欲舍肾水以滋肝木，吾亦不信也；且太阳、少阴相为表里，其经行于脊背而为目之上纲，今以反折戴眼之证偏多见于小儿，而谓非水脏阴虚之病，吾更不信也。矧以阳邪亢极，阴竭则危，脏气受伤，肾穷则死，此天根生息之基，尤于小儿为最切。然则小儿之病，其所关于肾气者非渺，而顾可谓小儿无补肾法耶？决不信！决不信！

命门余义 二六 共六条

命门之义，《内经》本无，惟越人云：肾有两者，非皆肾也，左者为肾，右者为命门。命门者，诸神精之所舍，原气之所系，男子以藏精，女子以系胞也。余以其义有未尽，且有可疑，故著有《三焦胞络命门辨》，附梓《类经》之末，似已尽其概矣。然而犹有未尽者，恐不足以醒悟后人，兹因再悉其蕴，条列于下。

命门为精血之海，脾胃为水谷之海，均为五脏六腑之本。然命门为元气之根，为水火之宅，五脏之阴气非此不能滋，五脏之阳气非此不能发。而脾胃以中州之土，非火不能生，然必春气始于下，则三阳从地起，而后万物得以化生，岂非命门之阳气在下，正为脾胃之母乎？吾故曰：脾胃为灌注之本，得后天之气也；命门为化生之源，得先天之气也，此其中固有本末之先后。观东垣曰：补肾不若补脾。许知可曰：补脾不若补肾。此二子之说，亦各有所谓，固不待辨而可明矣。

命门有火候，即元阳之谓也，即生物之火也。然禀赋有强弱，则元阳有盛衰；阴阳有胜负，则病治有微甚，此火候之所以宜辨也。兹姑以大纲言之，则一阳之元气，必自下而升，而三焦之普濩，乃各见其候。盖下焦之候如地土，化生之本也；中焦之候如灶釜，水谷之炉也；上焦之候如太虚，神明之宇也。下焦如地土者，地土有肥瘠而出产异，山川有厚薄而藏蓄异，聚散操权，总由阳气。人于此也，得一分即有一分之用，失一分则有一分之亏，而凡寿夭生育及勇怯精血病治之基，无不由此元阳之足与不足，以为消长盈缩之主，此下焦火候之谓也。中焦如灶釜者，凡饮食之滋，本于水谷，食强则体壮，食少则身衰，正以胃中阳气，其热如金，使不其然，则何以朝食午即化，午食申即化，而釜化之速不过如此。观灶釜之少一炬则迟化一顷，增一炬则速化一时，火力不到，则全然不化，即其证也。故脾胃之化与不化，及饮食之能与不能，亦总由阳明之气有强与不强，而阴寒之邪有犯与不犯耳。及其病也，则渐痞渐胀，或隔或呕，或十化其三五，或膨聚而不消，或吞酸嗳腐而食气不变，或腹疼肚痛而终日不饥，或清浊不分，或完谷不化。盖化则无不运行，不化则无不留滞。运行则为气为血，留滞则为积为痰。此其故，谓非胃气之不健乎？而何以不健，谓非火候之无力乎？今见治痞治胀，及治吞酸嗳腐等症，无论是热非热，动辄呼为胃火，余烬其几，尚能堪否？此中焦火候之谓也。上焦如太虚者，凡变化必著于神明，而神明必根于阳气。盖此火生气，则无气不至；此火化神，则无神不灵。阳之在下则温暖，故曰相火以位；阳之在上则昭明，故曰君火以明。是以阳长则阴消，而离照当空，故五官治而万类盛；阳衰则阴胜，而阳为阴抑，故聪明夺而神气减。而凡人之声色动定及智愚贤不肖之有不齐者，何非阳德为之用，此上焦火候之谓也。此以三焦论火候，则各有所司，而何以皆归之命门？不知水中之火，乃先天真一之气，藏于坎中，此气自下而上，与后天胃气相接而化，此实生生之本也。是以花萼之荣在根柢，灶釜之用在柴薪。使真阳不发于渊源，则总属无根之火矣。火而无根，即病气也，非元气也。故《易》以雷在地下而为复，可见火之标在上，而火之本则在下。且火知就燥，性极畏寒，若使命门阴胜，则元阳畏避，而龙火无藏身之地，故致游散不归，而为烦热格阳等病。凡善治此者，惟从其性，但使阳和之气直入坎中，据其窟宅而招之诱之，则相求同气，而虚阳无不归原矣。故曰：甘温除大热。正此之谓也。奈何昧者不明此理，多以虚阳作实热，不思温养此火，而但知寒凉可以灭火，安望其尚留生意而不使之速毙耶！此实医家第一活人大义。既从斯道，不可不先明斯理。倘三焦有客热邪火，皆凡火耳，固不得不除，而除火何难，是本非正气火候之谓也。学者于此，当深明邪正二字，则得治生之要矣。

命门有生气，即乾元不息之几也，无生则息矣。盖阳主动，阴主静；阳主升，阴主降。惟动惟升，所以阳得生气；惟静惟降，所以阴得死气。故乾元之气，始于下而盛于上，升则向生也；坤元之气，始于上而盛于下，降则向死也。故阳生子中而前升后降，阴生午中而前降后升。此阴阳之歧，相间不过如毛发，及其竟也，则谬以千里，而死生之柄，实惟此毫厘升降之机耳。又如水暖则化气，化气则升无不生也；水寒则成冰，成冰则降无不死也。故肾气独沉，则奉生者少，即此生气之理。至若人之生气，则无所不在，亦无所不当察，如脏腑有生气，颜色有生气，声音有生气，脉息有生气，七窍有生气，四肢有生气，二便有生气。生气即神气，神自形生，何不可辨？衰者速培，犹恐不生，尚堪伐乎？而况其甚者乎！故明师察此，必知孰者已亏，孰者犹可，孰者能益生气，孰者能损生气，孰者宜先攻病气以保生气，孰者宜先固生气以御病气。务思病气虽如此，生气将如何；见在虽如此，日后将如何。使不有原始要终之明，则皆寸光之流耳。

虽然，此徒以斯道为言也，而斯道之外，犹有说焉。夫生气者，少阳之气也；少阳之气，有进无退之气也。此气何来？无非来自根本；此气何用？此中尤有玄真。盖人生所贵，惟斯气耳，而出入之权在呼吸，斯气数之宝藏也。河车之济在辘轳，实转运之神机也。其进其退，其得其失，总在生息之间，而彭殇之途于斯判矣。经曰：得神者昌，失神者亡。即此生气之谓也。余见遭剥于是者不可胜纪，故特明其义于此。

命门有门户，为一身巩固之关也。经曰：仓廪不藏者，是门户不要也；水泉不止者，是膀胱不藏也。得守者生，失守者死。又曰：肾者，胃之关也。关门不利，故聚水而从其类也。又曰：北方黑色，入通于肾，开窍于二阴。是可见北门之主，总在乎肾，而肾之政令，则总在乎命门。盖命门为北辰之枢，司阴阳之柄，阴阳和则出入有常，阴阳病则启闭无序。故有为癃闭不通者，以阴竭水枯，干涸之不行也；有为滑泄不禁者，以阳虚火败，收摄之无主也；阴精既竭，非壮水则必不能行；阳气既虚，非益火则必不能固。此固其法也。然精无气不行，气无水不化，此其中又有可分不可分之妙用，亦在乎慧者之神悟，有非可以笔楮尽言者。

命门有阴虚，以邪火之偏胜也。邪火之偏胜，缘真水之不足也。故其为病，则或为烦渴，或为骨蒸，或为咳血吐血，或为淋浊遗泄。此虽明是火证，而本非邪热实热之比。盖实热之火其来暴，而必有感触之故；虚热之火其来徐，而必有积损之因，此虚火实火之大有不同也。凡治火者，实热之火可以寒胜，可以水折，所谓热者寒之也；虚热之火不可以寒胜，所谓劳者温之也。何也？盖虚火因其无水，只当补水以配火，则阴阳得平而病自可愈。若欲去火以复水，则既亏之水未必可复，而并火去之，岂不阴阳两败乎？且苦寒之物，绝无升腾之生气，而欲其补虚，无是理也。故余之治此，必以甘平之剂，专补真阴，此虽未必即愈，自可无害，然后察其可乘，或暂一清解，或渐加温润，必使生气渐来，庶乎脾可健则热可退，肺渐润则嗽渐宁，方是渐复之佳兆，多有得生者。若但知知、柏为补阴，则愈败其肾，而致泄泻食减，必速其殆矣。

误谬论 二七

经曰：揆度奇恒，道在于一，得一之精，以知死生。此即斯道中精一执中之训也，凡天人之学，总无出此。矧医之为道，性命判于呼吸，祸福决自指端，此于人生关系，较之他事为尤切也。以此重任，使不有此见此识，诚不可猜摸尝试以误生灵，矧立法垂训，尤难苟且。倘一言失当，则遗祸无穷；一剂妄投，则害人不浅，此谬误之不容不正也。

宾自从斯道，常稽往古，所见轩岐之下，凡明良继出，何代无之？然必欲求其得中者，则舍《灵》、《素》之外，似亦不多其人。盖窃见相传方论，每多失经意、背经旨、断章取义，假借数语以饰一偏之诡说者，比比其然。此总属意见有不到，至理有未明，故各逞胸臆，用示己长，致令斯道失中，大违精一之义，此则医之于人，亦何赖焉？是岂知道本一源，理无二致。自一源而万变，则万变仍归于一；自二致而错乱，则错乱遂岐为两。故言外有理，理外亦有言。如理有在而言不能达者，此言外之理也；有可以言而不可以行者，此理外之言也。然理外岂别有言乎？第以疑似之间，加之便佞，则真为伪夺，而道傍之筑，从来有矣。如古之杨墨异端，今之传奇小说，谓皆非理外之言乎？言可假借，则是非乱而强辩出，由是贤者固执，愚者亦固执。如择善固执，则精一之谓，君子时中，则执中之谓，此贤者之固执也；其有言伪而辩，行僻而坚，必不知反，必不可移者，此愚者之固执也。执中者见事之舛，则不得不言，以利害所关，不容已也；邪僻者见人之长，则反诋其短，以鄙陋不伸，不肯已也。千古来是非邪正，每为此害，矧以惟类知类，而当局者亦难其人耳。然此辈虽云偏拗，犹知傍理，自非曳白者所能。其奈此中尚有全不知脉络，而止识皮毛者，亦且嚣嚣，偏能宜俗，是不过见热则用寒，见寒则用热，见外感则云发散，见胀满则云消导，若然者，谁不得而知之。设医止于是，则贱子庸夫皆堪师范，又何明哲之足贵乎？嗟！嗟！朱紫难辨，类多如此。

余因溯源稽古，即自金元以来为当世之所宗范者，无如河间、丹溪矣，而且各执偏见，左说盛行，遂致医道失中者，迄今四百余年矣。每一经目，殊深扼腕，使不速为救正，其流弊将无穷也。兹姑撮其数条，以见倍理之谈，其有不可信者类如此，庶乎使人警悟，易辙无难，倘得少补于将来，则避讳之罪，亦甘为后人而受之矣。

辨河间 二八 共九条

刘河间《原病式》所列病机，原出自《内经·至真要大论》，盖本论详言五运六气盛衰胜复之理，而以病机一十九条总于篇末，且曰：有者求之，无者求之，盛者泻之，虚者补之，令其调达，而致和平。是可见所言病机，亦不过挈运气之大纲，而此中有无之求，虚实之异，最当深察，总惟以和平为贵也。故五常政大论又详言五运三气之辨，则火之平气曰升明，火之太过曰赫曦，火之不及曰伏明，此虚火实火之辨，则有如冰炭之异，而《内经》不偏不倚之道，固已详明若是。奈河间不能通察本经全旨，遂单采十九条中一百七十六字，演为二百七十七字，不辨虚实，不察盛衰，悉以实火言病，著为《原病式》以讫于今。夫实火为病固为可畏，而虚火之病尤为可畏。实火固宜寒凉，去之本不难也；虚火最忌寒凉，若妄用之，无不致死。矧今人之虚火者多，实火者少，岂皆属有余之病，顾可概言为火乎？历观唐宋以前，原未尝偏僻若此，继自《原病式》出，而丹溪得之定城，遂目为至宝，因续著《局方发挥》及"阳常有余"等论，即如东垣之明，亦因之而曰火与元气不两立，此后如王节斋、戴原礼辈，则祖述相传，遍及海内。凡今之医流，则无非刘朱之徒，动辄言火，莫可解救，多致伐人生气，败人元阳，杀人于冥冥之中而莫之觉也，诚可悲矣！即间有一二特达，明知其非而惜人阳气，则必有引河间之说而群吠之者矣，何从辨哉？矧病机为后学之指南，既入其门，则如梦不醒，更可畏也。医道之坏，莫此为甚，此误谬之源不可不察，故直笔于此，并再辨其略于下。

河间论吐酸曰：酸者，肝木之味也，由火盛制金，不能平木，则肝木自甚，故为酸也。而俗医主于温和脾胃，岂知经言人之伤于寒也，则为病热云云。

宾谓吐酸吞酸等证，总由停积不化而然。而停积不化，又总由脾胃不健而然。脾土既不能化，非温脾健胃不可也，而尚可认为火盛耶？且妄引经文为证，其谬孰甚？本证别有详辨，俱载吞酸门，所当互阅。

河间论泻痢曰：泻白为寒，青红黄赤黑皆为热也。大法：泻利小便清白不涩为寒，赤色者为热。又完谷不化而色不变，吐利腥秽，澄澈清冷，小便清白不涩，身凉不渴，脉迟细而微者，寒证也；谷虽不化而色变非白，烦渴，小便赤黄而或涩者，热证也。凡谷消化者，无问色及他证便为热也，寒泻而谷消化者，未之有也。或火主疾速，而热甚则传化失常，谷不能化而飧泄者，亦有之矣。又曰：痢为湿热甚于肠胃，怫热郁结而成，或言下痢白为寒者，误也。若果为寒，则不能消谷，何由反化为脓也？如世之谷肉果菜，湿热甚则自然腐烂化为浊水，故食于腹中，感人湿热邪气，则自然溃发，化为脓血也。

据河间此说，似是而非，误人不浅。夫泻白为寒，人皆知也，而青挟肝邪，脾虚者有之，岂热证乎？红因损脏，阴络伤者有之，岂尽热乎？正黄色浅，食半化者有之，岂热证乎？黑为水色，元阳衰者有之，岂热证乎？若此者皆谓之热，大不通矣。且凡泻痢者，水走大肠，小水多涩，水枯液涸，便溺多黄，此黄涩之证未必皆由热也。亡液者渴，亡阴者烦，此烦之证未必尽为热也。至如完谷不化，澄澈清冷，诚大寒矣，然人偶有以寒邪伤脏，或偶以生冷犯脾，稍失温和即病泻痢者，此本受寒，然未必即大寒证也。且凡脾胃初伤，阳气犹在，何能卒至清冷，遂成完谷不化？若必待清冷不化始云为寒，则阳已大败，又岂无渐寒而遽至若是哉？夫渐寒者，即寒证也。此等证候，犯者极多，若作热治，必用寒凉，夫即以生冷伤于前，复以寒凉败于后，乃至冰坚于霜而遭其厄者，皆此论之杀之也。再观其前条，则犹云泻白为寒也；观其后条，则又云或言下痢白为寒者误也，然则凡治此者，舍清凉之外，则必无寒证矣，谬甚谬甚！又若寒则不能消谷，及谷化为脓之说，则尤为不妥。夫饮食有时，本当速化，此自胃气之常，人皆赖之以为生也。若化觉稍迟，便是阳虚之病，又何待不能消谷而始为寒乎？矧以所下脓垢，原非谷之所化。盖饮食入胃，凡其神化而归于营卫者，乃为膏血，其不能化而留于肠胃者，惟糟粕耳。此其为精为秽，本自殊途，是以糟粕不能化脓，从可知矣。且垢亦非脓，而实肠脏之脂膏也。何以知之？近有偶病而服硝黄等药者，随泻而下，必有如脓之垢。又或偶患泄泻者，于一二日间，即有此垢，岂热化之脓，其速有如此乎？又如久痢不已，或经年累月不能痊可，而每日所下皆有脓垢者，岂热化之脓，可以久延如此乎？此其非脓也明矣。既知非脓，安得皆云为热？此盖以肠脏受伤，而致膏脂不固，随剥随下，所以如此。若不为之安养脏气，而再用寒凉以治其热，则未有不脏气日败，而必至于死。故今之治痢多危者，率受此害，最当察也。

河间曰：假如下痢赤白，俗言寒热相兼。其说尤误。岂知水火阴阳寒热者，犹权衡也，一高必一下，一盛必一衰，岂能寒热俱甚于肠胃而同为痢乎？如热生疮疡而出白脓者，岂可以白为寒欤？由其在皮肤之分，属肺金，故色白也；在血脉之分，属心火，故为血疖也；在肌肉，属脾土，故作黄脓；在筋部，属肝木，故脓色带苍；深至骨，属肾水，故紫黑血出也。各随五脏之部而见五色，是谓标也，本则一出于热，但分深浅而已。大法下迫窘痛，后重里急，小便赤涩，皆属燥热，而下痢白者必多有之，然则为热明矣。

据此说，以五色分五脏，其理颇通，若谓本则一出于热，则大不通矣。且五脏之分五色之证，则犹有精义，余因其说，并为悉之。夫泻出于脏，无不本于脾胃，脾胃之伤，以五气皆能犯之，故凡其兼赤者，则脾心证也；兼青者，脾肝证也；兼白者，脾肺证也；兼黑者，脾肾证也；正黄者，本脏证也。若以脾兼心，火乘土也，其土多热，言火可也。以脾兼肝，土受克也，其土多败，非火也；以脾兼肾，水反克也，其土多寒，非火也；以脾兼肺，母气泄也，其土多虚，非火也；本脏自病，脾受伤也，其土多湿，非火也。此兼证之盛衰，其逆顺有如此。且凡脾肾之强者有实热，脾肾之弱者皆虚寒，此脏气之可辨也。矧火本热也，而尚有虚火实火之异；风本阳也，而亦有风热风寒之异；土本乎中气也，而亦有湿热、寒湿之异；至于金之寒，水之冷，同归西北之化，则其寒多热少，理所必致，岂可谓五脏之痢，本则一出于热乎？因致寒证之含冤者，此言之不得辞其责也。又赤白义详后丹溪条中。

河间曰：夫治诸痢者，莫若以辛苦寒药治之，或微加辛热佐之则可。盖辛热能发散开通郁结，苦能燥湿，寒能胜热，使气宣平而已，如钱氏香连丸之类是也。故治诸痢者，黄连、黄柏为君，以至苦大寒，正主湿热之病。

据河间此说，最为治痢之害，又观其所著《药性》，则曰诸苦寒药多泄，惟黄连、黄柏性冷而燥。故自丹溪而后，相传至今。凡治痢者，举世悉用寒凉，皆此说之误之也。毋论其他，姑以苦能燥湿一言辨之，则河间之见大左矣。夫五味之理悉出《内经》，《内经》有曰以苦燥之者，盖言苦之燥者也。河间不能详察，便谓是苦皆燥，而不知《内经》之言苦者，其性有二，其用有六。如曰：火生苦。曰：其类火，其味苦。曰：少阳在泉为苦化，少阴在泉为苦化。曰：湿淫于内，治以苦热；燥淫于内，治以苦温。是皆言苦之阳也。曰：酸苦涌泄为阴。曰：湿司于地，热反胜之，治以苦冷。曰：湿化于天，热反胜之，治以苦寒。是皆言苦之阴也。此其言性之二也。又曰：以苦发之，以苦燥之，以苦温之，以苦坚之，以苦泄之，以苦下之。此其言用之六也。盖苦之发者，麻黄、白芷、升麻、柴胡之属也；苦之燥者，苍术、白术、木香、补骨脂之属也；苦之温者，人参、附子、干姜、肉桂、吴茱萸、肉豆蔻、秦椒之属也；苦之坚者，续断、地榆、五味、诃子之属也；苦之泄者，栀、柏、芩、连、木通、胆草之属也；苦之下者，大黄、芒硝之属也。夫气化之道，惟阳则燥，惟阴则湿，此不易之理也。岂以沉阴下降有如黄连、黄柏之属者，以至苦大寒之性而犹谓其能燥，有是理乎？是但知苦燥之一言，而不察苦发、苦温、苦坚、苦泄、苦下之五者，抑又何也？凡医中之讹，每有云其然而不知其所以然者，类如此。因致后人治痢，多不分寒热虚实，动以河间之法，及其将危，犹云血色如此，何敢用温？腹痛如此，何敢用补？死而无悟，深可哀也。谁之咎与？谁之咎与？

河间肿胀条云：肿胀者，热胜则胕肿，如六月湿热太甚而庶物隆盛，则水肿之义明可见矣。

据此说，岂其然乎？夫肿胀之病，因热者固有之，而因寒者尤不少。盖因热者，以湿热之壅，而阴道有不利也；因寒者，以寒湿之滞，而阳气有不化也。故经曰：脏寒生满病。又曰：胃中寒则胀满，是皆轩岐之言也。由此观之，岂胀皆热病耶？且庶物隆盛，乃太和之阳化，以此拟形质之强壮则可，以此拟胕肿之病象，拟亦左矣。

河间曰：战栗动摇，火之象也。栗，寒栗也。或言寒战为脾寒者，未明变化之道也。此由心火热甚，亢极而战，反兼水化制之，故寒栗也。然寒栗者，由火甚似水，实非兼有寒气也。

据此说，则凡见寒战皆为火证，而何以经曰：阴胜则为寒，又曰：阳虚畏外寒，又曰：阳虚而阴盛，外无气，故先寒栗也。又曰：阳明虚则寒栗鼓颔也？凡此者皆属经言，而河间悉言为火，其然否可知也。

河间曰：惊者，心卒动而不宁也。所谓恐则喜惊者，恐则伤肾而水衰，心火自甚，故喜惊也。

据此所云：恐则喜惊，恐则伤肾，然经曰：肝气虚则恐，又曰：恐则气下，惊则气乱。夫肝气既虚，肾气既伤，而复见气下气乱，无非阳气受伤之病。阳气既伤，则何由心火遽甚？而惊则皆由火也。即曰恐则伤肾，不能滋养肝木，而肝虚则惊，又何不可？且肾水独衰者有之，岂必水衰即火盛也？今常见惊恐之人，必阳痿遗溺，其虚可知。然因火入心而惊者，固亦有之，未有因恐而惊者，皆可指为火证，则倍理甚矣。

河间曰：虚妄者，以心火热甚，则肾水衰而志不精一，故神志失常，如见鬼神。或以鬼神为阴，而见之则为阴极脱阳而无阳气者，此妄意之言也。

据此一说，则凡以神魂失守而妄见妄言者俱是火证，亦不然也。夫邪火盛而阳狂见鬼者固然有之，又岂无阳气大虚而阴邪为鬼者乎？《难经》曰：脱阴者目盲，脱阳者见鬼。华元化曰：得其阳者生，得其阴者死。岂皆妄意之言乎？何自信之如此也。

辨丹溪 二九　共九条

尝见朱丹溪阳常有余、阴常不足论，谓人生之气常有余，血常不足，而专以抑火为言，且妄引《内经》"阳道实，阴道虚"，及"至阴虚，天气绝，至阳盛，地气不足"等文，强以为证，此诚大背经旨，大伐生机之谬谈也。何也？盖人得天地之气以有生，而有生之气，即阳气也，无阳则无生矣。故凡自生而长，自长而壮，无非阳气为之主，而精血皆其化生也。是以阳盛则精血盛，生气盛也；阳衰则精血衰，生气衰也。故经曰：中焦受气取汁，变化而赤，是谓血。是岂非血生于气乎？丹溪但知精血皆属阴，故曰阴常不足，而不知所以生精血者先由此阳气。倘精血之不足，又安能阳气之有余？由此虑之，何不曰难成易亏之阳气，而反曰难成易亏之阴气，是何异但知有母而不知有父者乎？故其所立补阴等方，谓其能补阴也，然知柏只堪降火，安能补阴？若任用之，则戕伐生气而阴以愈亡，以此补阴，谬亦甚矣。及察其引证经文，则何其谬诞。若经曰：阳者，天气也，主外；阴者，地气也，主内。故阳道实，阴道虚。此太阴阳明论言脾之与胃生病有异，以阳明主表，太阴主里。凡犯贼风虚邪者，阳受之，阳受之则入六腑，而外邪在表，邪必有余，故曰阳道实也；食饮不节，起居不时者，阴受之，阴受之则入五脏，而内伤脏气，脏必受亏，故曰阴道虚也。此本经以阳主外阴主内，而言阳病多实、阴病多虚有如此，岂以天地和平之阴阳而谓其阳常有余、阴常不足乎？勉强引证，此一谬也。又经曰：至阴虚，天气绝；至阳盛，地气不足。此方盛衰论言阴阳痞隔之为病，谓阴虚于下则不升，下不升则上亦不降，是至阴虚，天气绝也；阳亢于上则不降，上不降则下亦不升，是至阳盛，地气不足也。此本以上下不交者为言，亦非阳常有余、阴常不足之谓也。且下二句犹或似之，而上二句云至阴虚，天气绝，则何以为解？此更谬也。以丹溪之通博，而胡为妄引若此，抑为偏执所囿而忘其矫强乎？余陋不自觉，而念切在道，故不能为丹溪讳而摘正于此，犹俟高明之评教。

丹溪《相火论》曰：五行各一其性，惟火有二：曰君火，人火也；曰相火，天火也。火内阴而外阳，主乎动者也，故凡动皆属火。天主生物，故恒于动，人有此生，亦恒于动，其所以恒于动者，皆相火之所为也。故人自有知之后，五志之火为物所感，不能不动，谓之动者，即《内经》五火也。相火易起，五性厥阳之火相煽而妄动矣。火起于妄，变化莫测，无时不有，煎熬真阴，阴虚则病，阴绝则死。

据丹溪此论，则无非阐扬火病而崇其补阴之说也。第于此而浅视之，则若或近理，故易动人；于此而深味之，则意识皆幻，大是误人。余请精释其义，用解后人之惑何如？盖自一元初肇，两仪继之，则动静于斯乎见，而阳主动，阴主静也。自两仪奠位，而五行布之，则气质各有所主，而火主热，水主寒也。此两仪动静，为五行之先天，先天者，性道也；五行寒热，为两仪之后天，后天者，变体也。先后之理，有可混言者，有不可混言者。其可混者，如火本属阳，即言火为动，若无不可也；其不可混者，以阳为元气之大主，火为病气之变见，而动乃阳之性道，安得以性道为病变，而言凡动皆属火也。即自天人论之，则曰天行健，岂天动即火乎？又曰君子以自强不息，岂人动即火乎？使天无此动则生机息，人无此动则性命去，又何可以火言动乎？若谓之火，则火必宜去，而性亦可去乎？若谓凡动皆属火，则岂必其不动而后可乎？夫以阳作火，词若相似，而理则大背矣。故在丹溪则曰：阴虚则病，阴绝则死。余则曰：阳虚则病，阳脱则死。此几微疑似中，有毫厘千里之异，临岐者不可不详察也。或曰：子言虽是，第未达丹溪之意耳。如曰五脏各有火，五志激之，其火随起，以致真阴受伤，阴绝则死者，岂非因动生火乎？予曰：此或因情欲之思动火者，只有一证，如欲念不遂，或纵欲太过，致动相火而为劳为瘵者，诚有之也。此外如五志之动皆能生火，则不然也。夫所谓五志者，喜怒思忧恐也。经曰：喜伤心，怒伤肝，思伤脾，忧伤肺，恐伤肾。五脏既受此伤，则五火何由而起？又曰：喜则气散，怒则气逆，忧则气闭，思则气结，恐则气下。此五者之性为物所感，不能不动，动则耗伤元气，元气既耗如此，则火又何由而起？故经曰：五脏者，主藏精者也，不可伤，伤则失守而阴虚，阴虚则无气，无气则死矣。是可见脏不可伤，气亦不可伤，未闻伤即为火也。即云为火，必有火证，使无火证，而但以动字敷衍其说，是何异捉影为形，而天下事又何不可马鹿其间乎。且常见五志所伤之人，伤极必生战栗，是盖以元阳不固，神气失守而然。倘遇河间为之和，则又必谓战栗皆生于火矣。孰是孰非，其几如此，能不为生民痛哉！

丹溪《局方发挥》曰：相火之外，又有脏腑厥阳之火，五志之动，各有火起。相火者，此经所谓一水不胜二火之火，出于天造；厥阳者，此经所谓一水不胜五火之火，出于人欲。气之升也，随火炎上，升而不降，孰能御之？

原经文五火之说，乃解精微论中言厥病之目无所见也。谓其阳并于上，阴并于下，阴阳不交，所以为厥。厥者，逆也。由其阳逆于上则火不降，阴逆于下则水不升，水既不升，火又不降，而目以一阴之微精，不胜五脏之阳逆，此单言厥逆之为病也如此，岂言火有五而水只一乎？又按二火之说，乃逆调论言人有身寒之甚而反不战栗者，名为骨痹。谓其人肾气素胜，以水为事，则肾脂枯而髓不能满，故寒甚至骨也。又以肝为一阳，心为二阳，二脏皆有伏火，则一水不胜二火，所以身虽寒而不冻栗，此单言骨痹之为病也如此，又岂阳常有余之谓乎？若以五火二火尽可引为火证，则如示从容论中有云二火不胜三水者，又将何以解之，而何独不引为言耶？试以此问丹溪，其将何以答余？

丹溪曰：气有余便是火。又曰：五脏各有火，五志激之，其火随起。若诸寒为病，必须身犯寒气，口得寒物，乃为病寒。非若诸火，病自内作，所以气之病寒者，十无一二。

余味丹溪此言，不能不掩卷叹息，岂必气之病寒者十无一二耶？夫气本属阳，阳实者固能热，阳虚者独不能寒乎？故经曰：气实者热也，气虚者寒也。又经曰：血气者，喜温而恶寒，寒则泣不能流，温则消而去之，则其义有可知矣。且今人之气实与气虚者，孰为多寡？则寒热又可知矣。然而何以证之？如心气虚则神有不明，肺气虚则治节有不行，脾气虚则食饮不能健，肝气虚则魂怯而不宁，肾气虚则阳道衰而精少志屈，胃气虚则仓廪匮而并及诸经，三焦虚则上中下俱失其职，命门虚则精气神总属无根。凡此者，何非气虚之类？气虚即阳虚，阳虚则五内不暖而无寒生寒，所以多阳衰羸败之病。若必待寒气寒食而始为寒证，则将置此辈于何地？夫病之所贵于医者，贵其能识生气，是诚医家最大关系，而丹溪全不之察，故无怪其曰：气有余便是火，而余反之曰：气不足便是寒。使其闻余之说，尚不知以为然否？

丹溪《格致余论》曰：六气之中，湿热为病，十居八九。

据此说，湿热为病十居八九，则无怪乎寒凉之药，亦宜八九矣。此亦大谬之言也。夫阴阳之道，本若权衡，寒往暑来，无胜不复，若偏热如此，则气候乱而天道乖矣。故轩辕帝曰：其德化政令之动静损益皆何如？岐伯曰：夫德化政令灾变，不能相加也；胜复盛衰，不能相多也；往来大小，不能相过也；用之升降，不能相无也。各从其动而复之耳。此《气交变大论》之文，岂亦其不足信乎？

丹溪《夏月伏阴论》曰：若于夏月火令之时，妄投温热，宁免实实虚虚之患乎？或曰：巳月纯阳，于理或通，五月一阴，六月二阴，非阴冷而何？答曰：此阴之初动于地下也。四阳浮于地上，燔灼焚燎，流金烁石，何阴冷之有？

据此一说，则夏月只宜寒凉矣，而何以帝曰：服寒而反热，服热而反寒，其故何也？岐伯曰：治其旺气，是以反也。然则丹溪止知治旺气，而旺气有不可治者，何以不知也？矧春夏之温热，秋冬之寒凉，此四时之主气也；而风寒暑湿火燥，此六周之客气也。故春夏有阴寒之令，秋冬有温热之时，所谓主气不足，客气胜也。所谓必先岁气，无伐天和，亦此谓也。岂丹溪只知有主气，而客气之循环胜复，又何以不知也？然此犹以气令言也。至若人之血气阴阳，本自不同，病之表里寒热，岂皆如一？设以夏月得阴证而忌用温热，冬月得阳证而忌用寒凉，则其人能生乎？是丹溪只知时热宜凉，而舍时从证，又何以不知也？观其所论，只言夏月忌温热，不言冬月忌寒凉，何其畏火之见！主火之言，一至于此。

丹溪《局方发挥》曰：经云暴注下迫，皆属于热。又曰：暴注属于火。又曰：下痢清白属于寒。夫热为君火之气，火为相火之气，寒为寒水之气，属火热者二，属水寒者一。故泻痢一证，似乎属热者多，属寒者少。详玩《局方》，专以热涩为用，若用于下痢清白而属寒者斯可矣。经所谓下迫者，即里急后重之谓也，其病属火，相火所为，其毒甚于热也，投以涩热，非杀之而何？

据此说，以二火一水言泻痢之由，殊未当也。夫经言暴注下迫皆属于热者，谓暴泻如注之下迫，非肠澼下痢之谓也。观《太阴阳明论》曰：阴受之则入五脏，下为飧泄，久为肠澼。然肠澼言久，岂同暴注而皆为热乎？且《内经》所言泻痢之证，寒者极多，今于泄泻门详列可考，何丹溪俱不引证，而独引二火之说，亦勉强矣。及遍考《内经》，则只有暴注下迫皆属于热一句，并无暴注属于火之文，即或以属火之年有言暴注者，然木金土水之年皆有此证，又何以独言火也？盖其意专在火，故借引经文以证其说，而不知经言二火者，本言六气之理也，岂以泻痢一证为二火乎？观之经曰长夏善病洞泄寒中，何不曰洞泄热中，则其义可知，而丹溪何不察也？夫以泻痢为火者，本出河间，而丹溪宗之，故变为此说。戴原礼又宗丹溪，故云：痢虽有赤白二色，终无寒热之分，通作湿热治。自此说相传，遂致诸家方论，无不皆言湿热，而不知复有寒湿矣，其害孰甚？至若《局方》一书，虽云多用热涩，然于实热新邪，岂云皆用此法？观其所载太平丸、戊己丸、香连丸、薷苓汤之类，岂非以寒治热者耶？又若真人养脏汤、大已寒丸、胡椒理中汤之类，皆有可用之法，其中随证酌宜，顾在用之者何如耳。岂《局方》专以热涩为用，而可斥其非耶。且是书之行，乃宋神宗诏天下高医各以效方奏进而成者，此其中或过于粉饰者，料不能无，而真效之方必亦不少。第在丹溪之言火多者，谓热药能杀人，而余察其为寒多者，则但见寒药之杀人耳，明者其深察之。

丹溪曰：痢赤属血，自小肠来；白属气，自大肠来，皆湿热为本。初得一二日间，元气未虚，必推荡之，此通因通用之法，大承气汤、调胃承气汤。下后看其气病血病而用药，气用参、术，血用四物。痢五日后不可下，脾胃气虚故也，壮实者亦可下。

据此说，以赤白言血气，而分属大肠小肠，其于五行之说则然，而于病情之真则凿矣。盖小肠为心之腑，宜其主血；大肠为肺之腑，宜其主气。然水谷气化于小肠，岂小肠之非气乎？或于粪前而见血，岂大肠之无血乎？观之经曰：血者，神气也。此非赤化于气乎？又曰：白血出者死。此非白亦为血乎？盖白者赤者，无不关乎血气，但其来浅者白，而来深者则赤也。故经曰：阳络伤则血外溢，血外溢则衄血；阴络伤则血内溢，血内溢则后血。此自至理，何其明显，而顾可以小肠大肠分血气哉！然此犹无碍，亦不必深为之辨也。至若初得一二日间，元气未虚，必推荡之，为通因通用法，则此说不可概言矣。盖此证有不宜下者，有必不可下者，岂以一二日间必可推荡耶？若病之可泻者，必其元气本强，积聚多实，则无论寒邪热邪，但得一推，则邪从泻去，而气本无伤，故可泻也。使无此元气，无此胀实，则无可言泻者矣。则强盛之人，随食随化，故饮食不易伤，泻痢不易犯，即有所犯，亦无不随病而随愈也。其有易病者，必其易伤者也，易伤者，必其本弱者也。所以凡患泻痢而有久延难愈者，必其弱者多，而强者少也。是以治宜推荡者，亦不过数十中之一二耳。且体弱之证，亦有不同，有微弱者，有次弱者，有大弱者，此其形气脉息，病因证候，是实是虚，自可明辨。凡见脾肾不足而致泻痢者，则始终皆不可下，若妄用之，则微者必甚，甚者必死，莫可解救，此推荡之不可轻用也，诚见其致误者不少矣。即在丹溪亦曰：余近年涉历，亦有大虚大寒者，不可不知。此丹溪晚年之一隙耳，而亦知前言之过否。

丹溪《痢疾门·附录》曰：诸有积者，以肚热缠痛推之；诸有气者，以肚如蟹渤验之。究其受病之源，决之对病之剂，大要以散风邪，行滞气，开胃脘为先，不可遽用肉豆蔻、诃子、白术辈以补住寒邪，不可投米壳、龙骨辈以闭涩肠胃。邪得补而愈盛，故变证作，所以日夕淹延而不已也。

据此散风邪，行滞气，开胃脘三法，亦不过言其大概，固未尽也。至若补住寒邪之说，则大有不通，而且最易惑人，为害不浅。夫既受寒邪，即当辨其虚实，然实者必有实证，本不宜补，不宜补而补之，则随补随甚，即显见也，又何待乎变证？若因脏气受伤者，则无非虚证，即宜温补。盖温可以逐寒邪，补可以健脾肾，脾肾既健，寒邪既去，则无不速愈，何反有补住之理？又何有变证之说？且温补之法，原不在米壳、龙骨之属，又岂止豆蔻、白术而已乎？若执补住之说而禁用之，则必致虚者日虚而变证百出矣。余所见者，惟寒凉变证之害，不可胜记，或近则旬日，远则累月经年，终于殒命而后已，未闻有以温补变证而日夕淹延不已者。兹余年出古稀，涉历不少，凡遇人言，率多不分虚实，无不曰补住寒邪，无不曰邪得补而愈盛。正以信之者多，所以害之者甚，因致抱疾之辈，宁受寒凉而死，不愿温补而生，究其所由，实由乎此。嗟！嗟！一言关系，有如是乎！余切悲之，今但反其说曰：以寒遇寒，则留住寒邪，邪得寒而愈甚，理所必然。遭此害者多矣，因特表其义，谨以告诸惑者。

又总原刘、朱二家之说，无非偏执言火，故但见经文有火字，则必引以为证，凡如前列诸条，果亦有一言合经意者否？彼二子者即曰读经，何以不顾上下文，而单扯一句，便可著书妄言，岂谓后世之人都无目耶？抑举世可欺耶？抑性体之有未明耶？谬已甚矣，吾不得为之解也。自二子之说行，而轩岐之受诬亦久矣。何也？以后人之遭毒于亡阳者，必谓轩岐之诲之也。使轩岐再起而见之，能无眦裂而发竖乎？此时医受病之源，实河间创之，而丹溪成之。予为此论，盖一则为后人保生命，一则为轩岐正道统，一则为后生浅学，知识未广，凡初见彼书者，无不信为经训，多致终身受误，害可胜言！欲清其流，必澄其源，故单采二家之略，辨正于此，而有余未尽，诚难悉也。

论时医 三十 共三一条

时医治病，但知察标，不知察本，且常以标本藉口，曰急则治其标，缓则治其本，是岂知《内经》必求其本之意。故但见其所急在病，而全不知所急在命，此其孰可缓也？孰当急也？孰为今日之当急，孰为明日之更当急也？缓急既不知，则每致彼此误认，尚何标本为言乎！

中风证悉由内伤，本无外感。既无外感，必不可散。若过用治风等药，则轻者必重，重者必速死。

伤寒关系全在虚实二字。实者易治，虚者难治，以其元气本虚，故邪不易解。若治挟虚伤寒，不知托散，而但知攻邪，愈攻则愈虚，愈虚则无有不死。若甚虚者，即微补且无益，而但以治标为主者必死。

伤寒阳经与阳证不同。阳经者，邪在表也；阳证者，热在里也。若内无实热脉候，而以阳经作阳证，妄用寒凉治其火，因致外内合邪而不可解者，必死。

痢疾之作，惟脾肾薄弱之人极易犯之。夫因热贪凉，致伤脏气，此人事之病，非天时之病也。今之治痢者，只知治天时之热，不知治人事之寒，何也？矧痢证多在秋深，斯时也，炎暑既消，固不可执言热毒，秋凉日至，又何堪用寒凉？凡若此者，既不知人事，又不知天时，失之远矣，害莫甚矣，当因余言而熟思之矣。

小儿血气未充，亦如苗萼之柔嫩，一或伤残，无不凋谢，故平时最宜培植，不可妄行消导。其或果有食滞胀痛，则宜暂消；果有风寒发热，则宜暂散；果有实热痰火，则宜暂清，此不得不治其标也。舍此之外，如无暴急标病，而时见青黄羸瘦，或腹鼓微热，溏泄困倦等证，则悉由脾肾不足，血气薄弱而然。而时医见此，无非曰食积痰火，而但知消导，尤尚清凉，日消日剥，则元气日损，再逢他疾，则无能支矣。此幼科时俗之大病，有不可不察者也。

小儿痘疹发热，此其正候。盖不热则毒不能透，凡其蒸热之力，即元气之力，故自起至化，自收至靥，无不赖此热力为之主，是诚痘疹之用神，必不可少，亦不必疑者也。惟是热甚而毒甚者，则不得不清火以解其毒，然必有内热真火脉证，方可治以清凉，此不过数十中之一二耳。如无内热，而但有外热，此自痘家正候，必不可攻热以拔元气之力，以伤脾肾之源。奈近代痘科全不知此，但见发热，则无论虚实，开口只知解毒，动手只知寒凉，多致伤脾而饮食日减，及靥时泄泻而毙者，皆其类也。此误最多，不可不察。

痘疮不起，如毒盛而不可起者，此自不救之证，不必治也。若别无危证而痘不起者，总由元气无力，但培气血，则无有不起。近见痘科凡逢此证，则多用毒药，如桑蚕、穿山甲之类，逼而出之，见者以为奇效，而不知起发非由根本，元气为毒所残，发泄太过，内必匮竭，以此误人，所当切省。

妇人经脉滞逆，或过期不至，总由冲任不足而然。若不培养血气，而只知通经逐瘀，则血以日涸，而崩漏血枯等证无所不至矣。

凡情欲致伤，多为吐血失血，及或时发热，此真阴受伤之病。若但知治火，而不知治阴，则阴日消亡而痨瘵反成矣。

痰证必有所因，是痰本不能生病，而皆因病生痰也。若只知治痰，而不知所以生痰，则痰必愈甚，未有可消而去者也。

膨满总由脾胃，脾胃虽虚，未必即胀，若但知消导，则中气愈虚，而胀必日甚矣。

气滞膈塞，总属脾虚不运，故为留滞。若不养脾而但知破气，则气道日亏，而渐成噎膈等病。

小水短赤，惟劳倦气虚及阴虚之人多有之，若以此类通作火治，而专用寒凉，则变病有不可测矣。

脉虚证热，本非真火，若作热治，而肆用寒凉，则轻者必重，重者必死。

病本大虚而治以微补，药不及病，本无济益，若疑为误而改用消伐则死。

病有缓急，效有迟速，若以迟病而求速效，则未免易医，易医多则高明本少，庸浅极多，少不胜多，事必败矣。

任医须择贤者，而于危急之际尤不可苟。若彼宵小之辈，惟妄炫己长，好翻人按，不幸遇之，多致淆惑是非，生命所系不浅。

经曰：人迎盛坚者伤于寒，气口坚盛者伤于食。此本以阳明太阴之脉分言表里，而王叔和以左为人迎，右为气口，因致后人每以左脉辨外感，右脉辨内伤，岂左无内伤，而右无外感乎？谬甚！谬甚！

经曰：病生于内者，先治其阴，后治其阳，反者益甚；病生于阳者，先治其外，后治其内，反者益甚。

病人善服药者，闻其气，尝其味，便可觉宜否之优劣，固无待入腹而始知也；独悯乎无识无知者，但知见药服药，而不知药之为药，但知见医求医，而不知医之为医，亦可悲矣。

京师水火说 三一

水火者，养生之本，日用之物，用水火而不察其利病，则适足以伤人，而实人所不知也。故水品分差等，火性言优劣，固非欺我者也。姑无论其他，试以燕京之水火言之。凡水之佳者，得阳之气，流清而源远，气香而味甘；水之劣者，得阴之性，源近而流浊，气秽而味苦。而京师之水则有两种：曰甜水，曰苦水是也。即其甜者亦未甚佳，而其苦者乃为最劣。盖水之味苦者，以其多碱，试取墙壁间白霜，火之皆燃，水中所有，即此物也，即朴硝也。其性则五金八石皆能消化，因而命名曰硝。故善于推荡积滞，攻破癥坚，凡脾弱之人服之多泄，是所验也。使无其实，而朝夕用之以养生，吾恐人之脏腑，有更非五金八石之可比，其为潜消暗耗，剥人元气于罔觉之中，大有可畏者。或曰：未必然，果若所云，则吾未见斯地之乏人，亦未见斯地之皆病，何子之过虑也？余曰：噫！此正所谓罔觉也。请以寿夭而纪其验，则水土清甘之处，人必多寿，而黄发儿齿者，比比皆然；水土苦劣之乡，暗折天年，而耄耋期颐者，目不多见。虽曰寿乡未必全寿，夭乡未必皆夭，若以强者而滋养得宜，岂不更寿？弱者而饮食不佳，岂不更夭？远者不能概知，第以京师较之吾乡，则其寿夭之殊，不无大有径庭矣。职此之由，谓非水土之使然欤？

又若火之良否，原自不同，故先王取用，四时有异。惟是京师用煤，必不可易。虽用煤之处颇多，而惟京师之煤，气性尤烈，故每熏人至死，岁岁有之，而人不能避者，无他，亦以用之不得其法耳。夫京师地寒，房室用纸密糊，人睡火坑，煤多爇于室内，惟其房之最小而最密者，最善害人，其故何也？盖以水性流下，下而不泄，则自下满而上；火性炎上，上而不泄，则自上满而下。故凡煤毒中人者，多在夜半之后，其气渐满，下及人鼻，则闭绝呼吸，昧然长逝，良可慨悯。凡欲避其毒者，惟看房室最密之所，极为可虑，但于顶槅开留一窍，或于窗纸揭开数楞，则其气自透去，不能下满，乃可无虑矣。然总之窗隙不如顶槅，为其透气之速也。设有中其毒者，必气闭声挣，不能自醒，速当呼之，饮以凉水，立可解救；或速令仆地，使其鼻吸地气，亦可解救。然待其急而救疗，恐有迟误而无济于事，孰若预有以防之为愈也。此京师水火之害，举京师而言，则他处可以类推矣。凡宦游京国及客处异地者，不可不知此二说，以为自珍之本。

医非小道记 三二

余出中年，尝游东藩之野，遇异人焉。偶相问曰：子亦学医道耶？医道难矣，子其慎之！余曰：医虽小道，而性命是关，敢不知慎？敬当闻命。异人怒而叱曰：子非知医者也。既称性命是关，医岂小道云哉？夫性命之道，本乎太极，散于万殊。有性命然后三教立，有性命然后五伦生。故造化者，性命之炉冶也；道学者，性命之绳墨也；医药者，性命之赞育也。然而其义深，其旨博，故不有出人之智，不足以造达微妙；不有执中之明，不足以辨正毫厘。使能明医理之纲目，则治平之道如斯而已；能明医理之得失，则兴亡之机如斯而已；能明医理之缓急，则战守之法如斯而已；能明医理之取舍，则出处之义如斯而已。洞理气于胸中，则变化可以指计；运阴阳于掌上，则隔垣可以目窥。修身心于至诚，实儒家之自治；洗业障于持戒，诚释道之自医。身心人己，理通于一。明于此者，必明于彼；善乎彼者，必善于斯。故曰：必有真人，而后有真知；必有真知，而后有真医。医之为道，岂易言哉？若夫寻方逐迹，龊龊庸庸，椒、硫杀疥，葱、薤散风，谁曰非医也？而缁衣黄冠，总称释道；矫言伪行，何非儒流？是泰山之与丘垤，河海之与行潦，固不可以同日语矣。又若阴阳不识，虚实误攻，心粗胆大，执拗偏庸，非徒无益而反害之之徒，殆又椒、硫、葱、薤之不若。小道之称，且不可当，又乌足与言医道哉！医道难矣，医道大矣，是诚神圣之首传，民命之先务矣。吾子其毋以草木相渺，必期进于精神相贯之区，玄冥相通之际，照终始之后先，会结果之根蒂，斯于斯道也，其庶乎为有得矣。子其勉之！子其勉之！余闻是教，惭悚应诺，退而皇皇者数月，恐失其训，因笔记焉。

病家两要说 ＝＝

一、忌浮言　二、知真医

医不贵于能愈病，而贵于能愈难病；病不贵于能延医，而贵于能延真医。夫天下事，我能之，人亦能之，非难事也；天下病，我能愈之，人亦能愈之，非难病也。惟其事之难也，斯非常人之可知；病之难也，斯非常医所能疗。故必有非常之人，而后可为非常之事；必有非常之医，而后可疗非常之病。第以医之高下，殊有相悬，譬之升高者，上一层有一层之见，而下一层者不得而知之；行远者，进一步有一步之闻，而近一步者不得而知之。是以错节盘根，必求利器；阳春白雪，和者为谁？夫如是，是医之于医尚不能知，而矧夫非医者？昧真中之有假，执似是而实非；鼓事外之口吻，发言非难；挠反掌之安危，惑乱最易。使其言而是，则智者所见略同，精切者已算无遗策，固无待其言矣。言而非，则大隳任事之心，见几者宁袖手自珍，其为害岂小哉！斯时也，使主者不有定见，能无不被其惑而致误事者鲜矣。此浮言之当忌也。又若病家之要，虽在择医，然而择医非难也，而难于任医；任医非难也，而难于临事不惑，确有主持，而不致朱紫混淆者之为更难也。倘不知此而偏听浮议，广集群医，则骐骥不多得，何非冀北驽群？帷幄有神筹，几见圯桥杰竖？危急之际，奚堪庸妄之误投？疑似之秋，岂可纷纭之错乱？一着之谬，此生付之矣。以故议多者无成，医多者必败。多何以败也？君子不多也。欲辨此多，诚非易也。然而尤有不易者，则正在知医一节耳。夫任医如任将，皆安危之所关。察之之方，岂无其道？第欲以慎重与否观其仁，而怯懦者实似之；颖悟与否观其智，而狡诈者实似之；果敢与否观其勇，而猛浪者实似之；浅深与否观其博，而强辩者实似之。执拗者若有定见，夸大者若有奇谋。熟读几篇，便见滔滔不竭；道闻数语，谓非凿凿有凭。不反者，临涯已晚；自是者，到老无能。执两端者，冀自然之天功；废四诊者，犹瞑行之瞎马。得稳当之名者，有耽阁之误；昧经权之妙者，无格致之明。有曰专门，决非通达。不明理性，何物圣神？又若以己之心，度人之心者，诚接物之要道，其于医也，则不可谓人己气血之难符。三人有疑，从其二同者，为决断之妙方，其于医也，亦不可谓愚智寡多之非类。凡此之法，何非征医之道，而征医之难，于斯益见。然必也小大方圆全其才，仁圣工巧全其用，能会精神于相与之际，烛幽隐于玄冥之间者，斯足谓之真医，而可以当性命之任矣。惟是皮质之难窥，心口之难辨，守中者无言，怀玉者不衒，此知医之所以为难也。故非熟察于平时，不足以识其蕴蓄；不倾信于临事，不足以尽其所长。使必待渴而穿井，斗而铸兵，则仓卒之间，何所趋赖？一旦有急，不得已而付之庸劣之手，最非计之得者。子之所慎斋战疾，凡吾侪同有性命之虑者，其毋忽于是焉。噫！惟是伯牙常有也，而钟期不常有；夷吾常有也，而鲍叔不常有。此所以相知之难，自古苦之，诚不足为今日怪。倘亦有因余言而留意于未然者，又孰非不治已病治未病，不治已乱治未乱之明哲乎，惟好生者略察之。

保天吟 三四

　　炁先天名太极，太极生生是为易；易中造化分阴阳，分出阴阳运不息；刚柔相荡立乾坤，剥复夬姤群生植；禀得先天成后天，气血原来是真的；阴阳气固可长生，龙虎飞腾失家宅；造化钟人果几多，谁道些须亦当惜？顾惜天真有两端，人己机关宜辨格；自治但存毋勉强，庄生最乐无心得；为人须慎保天和，岐伯深明无伐克；伐克从来性命仇，勉强分明元气贼；肤切根源未了然，养气修真亦何益？漫将斯语等浮云，道在路旁人不识；余今著此保天吟，愿效痴东奉佳客。